Reinhold Ruthe

Eins und eins s

Reinhold Ruthe

Eins und eins sind wir

Acht Strategien für eine lebendige Partnerschaft

Brendow
Buch · Kunst · Verlag

Die Deutsche Bibliothek – CIP-Einheitsaufnahme

Ruthe, Reinhold:
Eins und eins sind wir : acht Strategien für eine lebendige Partnerschaft / Reinhold Ruthe. -
Moers : Brendow, 1999
(Edition C : C ; 544)
3-87067-776-7

3-87067-776-7
Edition C, C 544

Einbandgestaltung: Kortüm + Georg, Agentur für Kommunikation, Münster
Titelfoto: Bavaria / Alistair Berg
Fotonachweise: Presse-Bild Poss, Siegsdorf / Peter Santor, Karlsruhe
Satz: Convertex, Aachen
Druck und Bindung: Clausen & Bosse, Leck
Printed in Germany

Inhalt

Vorwort 7

Strategie 1: Gesprächsbarrieren überwinden! 8
Fehler in der Kommunikation / Gesprächsbarrieren erkennen und überspringen / Wie Männer und Frauen die Kommunikation verbessern können

Strategie 2: Machtkämpfe vermeiden! 27
Wie Machtkämpfe entstehen / Ehekriegsspiele sind „Spiele" / Wie Machtkämpfe in positive Energie verwandelt werden können

Strategie 3: Sexuelle Probleme verringern 38
Irrtümer in Verbindung mit einer glücklichen Sexualität / So verringern Sie sexuelle Probleme / Gibt es ein Recht auf Geschlechtsverkehr?

Strategie 4: Beziehungskiller meistern 53
Verantwortung ausweichen / Misstrauen praktizieren / Rechthaberei / Intoleranz / Praktizierter Ehebruch / Eifersüchtig sein / Schweigsam werden / Wie Sie diese und andere Beziehungskiller erkennen und vermeiden

Strategie 5: Krise der Lebensmitte bewältigen 61
Krisen sind Lebenshilfen / Der Mann und seine Probleme in der Lebensmitte / Die Frau um die 40 und ihre Probleme / Strategien gegen die Krise in der Lebensmitte

Strategie 6: Faires Streiten einüben! 73
Positive Aspekte des Streitens / Richtiges Streiten ohne Hassgefühle / Wie Sie Kränkungen überwinden können und wieder eine gemeinsame Basis finden

Strategie 7: Der Partnerschaft Profil geben! 85
Testen Sie Ihre Ehereife / Umgangsmuster und ihre Hintergründe erkennen / In Konflikten bestehen

Strategie 8: Vergebung praktizieren 100
Wie Vergebungsbereitschaft Ihre Partnerschaft bereichert / Wie soll ich mich verhalten bei: Ehebruch, Gewalt, Lügen, Misstrauen, Anbrüllen / Wie Vergebung im Ehealltag konkret werden kann

Nachwort 111

Anmerkungen 112

Vorwort

Eins und eins sind wir. Mann und Frau = Ehe. Mann und Frau sind eins.
In der Bibel wird es so ausgedrückt: Mann und Frau werden „ein Fleisch" sein. Eine Ehe ist eine verbindliche Gemeinschaft von zwei Personen. Zwei einzelne Menschen schließen sich zum „Wir" zusammen.
Wer das „Wir" über das „Ich" stellt, legt ein gutes Fundament für ein harmonisches Zusammenleben. Das fördert das Gemeinschaftsgefühl, und beide Partner werden in Konfliktsituationen, die es in jeder guten Ehe gibt, darum bemüht sein, zu gemeinsamen Lösungen zu kommen. Egoismus dagegen macht eine Beziehung kaputt. Wer nur sich selbst und die eigenen Vorstellungen verwirklichen will, gebraucht den anderen nur für die eigenen Zwecke.

Die Ehe ist ein ganz besonderes Spiel. Entweder gewinnen beide Partner oder keiner.
P. Schuhmacher

Wer dagegen das „Wir" im Blick hat, ist kompromissbereit, ist tolerant, konfliktfähig, nimmt Rücksicht auf den anderen und kann sich in die Gedanken des anderen einfühlen.
Leider ist das in vielen Ehen nicht der Fall, sondern die Partner streiten, kämpfen und versuchen, ihre egoistischen Ziele und Wünsche gegen den anderen durchzusetzen.
Dieses Buch enthält acht Strategien, die Ihnen das Zusammenleben erleichtern können, Konflikte verringern helfen und das „Wir-Gefühl" stärken.

Beginnen Sie am besten mit *einer* Strategie.
Sie *können*, wenn Sie wollen.
Sie können, *wenn* Sie wollen.
Sie können, wenn *Sie* wollen.
Sie können, wenn Sie *wollen*.

Strategie 1: Gesprächsbarrieren überwinden!

Nach der Erfahrung des Eheberaters sprechen etwa 70 – 80 % der Frauen, die in die Beratung und Seelsorge kommen, häufig das Problem einer gestörten Kommunikation in ihrer Ehe an:

- „Ich kann mit meinem Mann nicht reden."
- „Ein richtiges Gespräch kommt zwischen uns nicht zustande."
- „Sein Schweigen bringt mich zur Weißglut."
- „Was Gefühle angeht, ist mein Mann ein Analphabet!"

Wenn man einen Mann um eine simple Antwort auf eine simple Frage bittet, kommt lange Zeit gar nichts, weil er erst gründlich nachdenken muss. Spontan antworten kann er nicht. Er sichert sich erst nach allen Seiten ab.

FRAUEN	MÄNNER
wollen *reden*	klären die Dinge mit *sich selbst*
wollen *Austausch*	können sehr gut *schweigen*
wollen sich *mitteilen*	sprechen am liebsten über *Sprachprobleme*
leiden mehr unter *Einsamkeit*	haben Schwierigkeiten, *Gefühle zuzulassen*

Fehlerhafte Kommunikation zwischen Männern und Frauen

Der MANN	Die FRAU
zieht sich zurück	greift an
weicht aus	wird lauter
flieht in Aufgaben	überfällt ihn mit Fragen und Problemen

Fazit

Der Kreislauf zeigt das perfekte Zusammenspiel zwischen den Parteien.

- **Der Konflikt wird *von beiden* aufrechterhalten.**
- **Beide Parteien sind für die Gesprächsstörung verantwortlich.**

Wir sollten nicht vom Hauptschuldigen sprechen. Die Beurteilung ist falsch, wenn wir sagen: *Weil* die Frau angreift, *weil* die Frau laut wird und *weil* die Frau den Mann überfällt, weicht der Partner aus.

Genauso falsch ist es zu sagen: *Weil* der Mann sich zurückzieht, *weil* der Mann ständig ausweicht, *weil* der Mann in Arbeit flieht, bestürmt die Frau ihren Partner und bedrängt ihn.

Wie können beide Partner die Kommunikation verbessern?

Wichtig ist, dass beide sich bemühen, die Gefühls- und Gedankenwelt des anderen zu verstehen. Wer sich in den anderen nicht einfühlen kann, versteht ihn nicht, bejaht ihn nicht, liebt ihn nicht.
Er geht von sich aus. Er glaubt, der andere müsse fühlen, denken und reagieren wie er. Das ist ein fundamentaler Irrtum. Wir alle

Wer glaubt, der andere müsse immer dasselbe fühlen und denken, ist auf dem Holzweg.

sind grundverschieden. Unsere Beziehungen können nur verbessert werden, wenn wir auf den anderen zugehen und seine Wert- und Lebensvorstellungen ernst nehmen.
Eine biblische und menschliche Kommunikationsregel lautet: „Liebe deinen Nächsten wie dich selbst." Dieser Kardinalsatz des Alten- und Neuen Testaments ist die Grundlage einer gelungenen Kommunikation in Ehe und Partnerschaft. Wer diese Kerngedanken buchstabieren lernt, wird Fortschritte in der Beziehungsfähigkeit machen. Einige Anregungen helfen, die Kommunikation zu verbessern.

Anregung 1: Versetzen Sie sich in den anderen hinein

Einen Menschen zu lieben, bedeutet:
– Ich will dich verstehen.
– Ich will dich ernst nehmen.
– Ich will dir nahe sein.
– Ich möchte deine Bedürfnisse ernst nehmen.
– Ich möchte deine Gedanken mitdenken können.
– Ich möchte deine Gefühle nachvollziehen können.
– Ich möchte deine Empfindungen miterleben können.

Wer sich dieser Mühe unterzieht, muss seine eigenen Gedanken, Gefühle, Empfindungen und Überzeugungen zurückstellen. Menschen, die das nicht können, haben Liebes- und Beziehungsschwierigkeiten. Partner, die das nicht *wollen*, müssen Störungen, Konflikte und Reibungen in Kauf nehmen.
Die Anregung 1 lässt sich in einer geistlichen wie menschlichen Empfehlung zusammenfassen, die eine konstruktive Gesprächsführung beinhaltet:
– mit den *Ohren des anderen* hören,
– mit den *Augen des anderen* sehen,
– mit dem *Herzen des anderen* fühlen.

Diese tiefe Weisheit hat es in sich. Wer diese Empfehlung praktiziert, ist so nahe bei dem anderen, dass eine große Zufriedenheit bei beiden Partnern einkehrt.

Anregung 2: Lernen Sie Ihre wahren Interaktionsmuster kennen!

Am Anfang schweben beide auf Wolken, aus denen sie später dann fallen.

Zwei Menschen haben geheiratet und die Flitterwochen gehören der Vergangenheit an. Die süßen Honigtage liegen zurück. Der Alltag hat das Paar eingeholt. Die Verliebtheit vor der Ehe, Ekstase und Trubel der Gefühle sind abgeflaut. Die wirkliche Liebe, realistisch und ungeschminkt, bestimmt den Alltag.
Zu Beginn einer Ehe hat jeder Partner seine wahren Gefühle gezügelt, um den anderen nicht zu verletzen. Die Wertschätzung war so groß, dass die Wünsche, die das Klima beeinflussen könnten, zurückgehalten wurden. Beide redeten sich ein, *ein* Herz und *eine* Seele zu sein. Ihre Wünsche, die Wahl ihrer Speisen, gemeinsame Pläne, die Auswahl an Musikstücken, der Besuch bestimmter Lokale, alles war stimmig. Beide spiegelten eine beneidenswerte Übereinstimmung wider. Jeder kam dem anderen entgegen. Egoistische Ansprüche wurden schnell und problemlos unterdrückt. Dieser paradiesische Friede unterliegt allerdings einer Schönfärbung. Verliebtheit ist nicht umsonst ein Schwebezustand, der die Realität leicht unter den Füßen verliert.

Ein Beispiel aus der Praxis:
Heinz und Ingrid sind ein halbes Jahr verheiratet. Sie verstehen sich, sie lieben sich, sie sind überglücklich. Eine schöne Mietwohnung ist mit Hilfe von Freunden gemütlich und einladend eingerichtet.
Dann zeigt der Kalender den 16. August an. Heinz hat Geburtstag. Beide freuen sich auf die erste Geburtstagsfeier nach der Hochzeit. Allerdings hat jeder seine eigenen Vorstellungen, wie der Geburtstag gefeiert werden soll. Heinz hat drei seiner alten Freunde zum Abend eingeladen, ohne mit Ingrid darüber zu sprechen. Ingrid hat

Gegensätze ziehen sich an.

für den Abend ein Festessen zu zweit vorbereitet, eine Flasche Wein kaltgestellt und den Tisch schön dekoriert. Um 18.30 Uhr klingelt es an der Tür und eine vitale Männerriege schneit herein. Sie halten ein kleines Bierfässchen unter dem Arm. Ingrid lächelt gekünstelt und plaziert alle im Wohnzimmer. Sie hatte *gedacht*, ihr Mann würde auch die Zweisamkeit vorziehen. Heinz hatte ebenfalls im Stillen *gedacht*, die festen Beziehungen zu alten Freunden müssten bei Geburtstagsfeiern aufrecht erhalten werden. Die Freunde reden, lachen, witzeln und verhalten sich wie in alten Zeiten. Die junge Frau wird zusehends stiller und verabschiedet sich um 22.00 Uhr. Als Heinz gegen Mitternacht ins Schlafzimmer kommt, stellt sich Ingrid schlafend. Sie sagt nichts, aber in allen Gliedern sitzt die Entrüstung. Die erste Ehekrise bringt zwei verschiedene *Reaktionsmuster* ans Licht, die bisher nicht zu Tage getreten waren.

Ingrid ist eine *Dulderin*, die unangenehme Gefühle und egoistische Wünsche nur schlecht äußern kann. Sie hat gelernt zu schweigen, um das Wohlwollen der Mitmenschen nicht zu verlieren.

Heinz kann *schneller entscheiden*, ist ein Initiator. Er hat als ältester von drei Brüdern und einer Schwester von Kind an Verantwortung getragen und nimmt sie auch heute kurz entschlossen wahr.

Was können beide tun?
Die Dulderin muss erkennen: Schweigen klärt keine Probleme und sammelt im Herzen Enttäuschung, Wut und Verbitterung an.
Dulden und Schweigen sind keine partnerschaftlichen Umgangsformen. Die Enttäuschung ruft Distanz und Abstand hervor. Und der Partner zieht sich ebenfalls zurück.
Die Dulderin muss den Mut haben, *sofort* ihre persönlichen Wünsche zu äußern, damit die Beziehungsstörungen schneller geklärt werden.
Der Initiator muss ebenfalls seine Reaktionsmuster bedenken. Wahrscheinlich hat er unbewusst eine Dulderin geheiratet, die sich anpasst, seine Entschlüsse akzeptiert und eher nachgibt.

Der Initiator ist in der Regel der Tonangebende. Schon in der Kindheit hat er gelernt, zu führen, zu bestimmen und die Verantwortung zu übernehmen. Viele Partner sind zunächst glücklich, wenn sie mitgerissen werden. Doch wird der Initiator nicht liebevoll gebremst, wagt der Partner bald nicht mehr zu widersprechen. Selbstbewusst und ohne den geringsten Zweifel fällt er Entscheidungen. Er *glaubt*, der andere ist einverstanden, weil der nicht widerspricht. Wer aber den anderen liebt, darf nicht seine eigenen Vorstellungen und Sehnsüchte zum Schweigen bringen. Wer den anderen lieben will und selbst mit Wut, Enttäuschung und Verbitterung angefüllt ist, verfehlt die Liebe.

Fragen zur Selbsteinschätzung

- **Welche wesentlichen *Denk- und Verhaltensmuster* beschreiben Ihr Leben und das des Partners?**
- **Welche *Leitmotive* geben bei Ihnen und dem Partner den Ton an?**
- **Welche *Hauptüberzeugungen* kennzeichnen Sie und den Partner?**
- **Welche *Einstellungsmuster* bei Ihnen und beim Partner sind gegensätzlich?**
- **Welche *Verhaltensstrategien*, die Sie beide praktizieren, ärgern Sie am meisten?**

Es gibt eine Reihe problematischer Umgangsmuster, die sich aus den vier Persönlichkeitsstrukturen erklären lassen:

Muster 1: Der praktische und der unpraktische Partner

Es gibt Männer und Frauen, die Hilflosigkeit, zwei linke Hände und unpraktisches Verhalten trainiert haben. Sie hatten tüchtige Mütter und Väter, die schnell entschieden. Die Eltern planten *für* die Kinder, nahmen ihnen Entscheidungen ab, gaben pausenlos Ratschläge und entmündigten absichtslos die Kleinen.

Als spätere Erwachsene geben diese sich hilflos, lassen den Partner entscheiden, haben zwei linke Hände und verstehen es meisterhaft, dem Ehepartner die volle Verantwortung zu überlassen. Wer sich in der Rolle des *Helfers* wiederfindet, wer *Opfer* bringt und glücklich ist, wenn er gebraucht wird, gerät leicht an die Unpraktischen, die die Verantwortung an den Ehepartner delegieren. Glauben Sie, diese Rolle ein Leben lang ertragen zu müssen?

Wenn beide dieses Interaktionsspiel durchschauen und bejahen, können beide in kleinen Schritten übertriebenes Helfen und übertriebene Hilflosigkeit verringern.

Muster 2: Der Umtriebige und der Nesthocker

Auch sie haben sich gesucht und gefunden: der Nesthocker, der gern in seinen vier Wänden lebt, und der Umtriebige, der ständig auf Achse sein muss. Er liebt das Leben, das Neue, das Abenteuer. Ihm fällt es schwer, still zu sitzen, ihn kennzeichnen Unruhe und Bewegung. Alle Wochenenden sind mit Autotouren, Besichtigungen, Fahrten ins Blaue, Festivals und Konzertbesuchen ausgefüllt. Vor der Ehe sind die Ausflüge für den Nesthocker eine willkommene Abwechslung. In der Ehe werden sie zur Last und zum Stress. Schauen wir uns die Persönlichkeitsstrukturen an, könnte vom *Hysteriker* und vom *Zwanghaften* die Rede sein. Der Hysteriker ist ein „Hansdampf in allen Gassen", der Zwanghafte ist häuslich und sesshaft. Das Neue beunruhigt ihn. Ständig muss er sich umstellen und soll flexibel sein. Das liegt ihm nicht, das will er nicht. Was können beide tun?

Wenn beide ihre Grundstrukturen erkennen und bejahen und versuchen, in kleinen Schritten ihre Extrempositionen abzubauen, entschärfen sie damit aufkommende Konflikte.

Muster 3: Der Abhängige und der Unabhängige

Viele Partner machen sich vom Gegenüber abhängig. Sie brauchen Nähe, Austausch und Gemeinsamkeit. Sie haben die leicht übertriebene Auffassung:
Wir machen alles *gemeinsam*, wir gehen *gemeinsam* spazieren, wir gehen *gemeinsam* zum Schwimmen, treiben *gemeinsam* Hobbys, spielen *gemeinsam* Instrumente, gehen *gemeinsam* schlafen, und stehen *gemeinsam* auf.
Der Abhängige klammert sich an den Partner und leidet, wenn er nicht da ist. Ungewollt engt er ihn ein und heftet sich an seine Fersen. Sein Lebensglück ist durch ein Wort charakterisiert: Gemeinsamkeit.
Der Unabhängige hat sich vor der Ehe oft durch den Abhängigen einfangen lassen. Er ist stolz, jemanden zu haben, der ihn mag, der sich um ihn kümmert, der an seinen Lippen hängt. Der Unabhängige muss sich wenig Mühe geben, der Abhängige besorgt das alles.
Wenn wir die vier Persönlichkeitsstrukturen zu Hilfe nehmen, sprechen wir vom *Depressiven* oder dem Abhängigen und vom *Schizoiden* oder vom Unabhängigen. Beide Grundüberzeugungen haben ihre spezielle Entwicklung erlebt.
Es leuchtet ein, dass in der Ehe diese Gegensätzlichkeit zu Spannungen und Konflikten führt. Der Unabhängige weicht aus, löst sich aus der Umklammerung und flieht in die Arbeit, zu Freunden, zu Veranstaltungen oder in christliche Aktivitäten in der Gemeinde. Manchmal flieht er auch in den Alkohol. Immer zeigt sich ein Grundproblem aller Beziehungen: Der Punkt der Anziehung ist der Punkt des Konfliktes. Was können beide tun?

Kritisieren Sie nicht die Muster des anderen. Sie werden sonst hässliche Konflikte heraufbeschwören. Bejahen Sie die Ergänzungen und akzeptieren Sie die Bereicherung. Ergänzungen füllen unser Leben aus und runden unsere Beziehungen ab.

Muster 4: Der Emotionale und der Coole

Es gibt die „Himmelhoch-jauchzend-zu-Tode-betrübt-Menschen". Sie spiegeln eine lebhafte Hoch- und Tiefkurve wider. Ihre Gefühle überschlagen sich. Von einer Minute zur anderen springen die Gefühle von großartig auf schrecklich. Mittelnoten sind ihnen fremd. Das Wetter ist super, bombastisch oder ätzend trist. Die Stimme springt vom Piano zum Crescendo. Diese Menschen sind verzückt oder es geht ihnen erbärmlich. Im Gesicht zeigen sich alle Spuren dieser Springprozession des Gefühls.

Eine Rat Suchende, die dieses Wechselbad der Gefühle praktiziert, sagte mir einmal in einer Beratungsstunde: „Schauen Sie mal, wie sich in einem Regenbogen am Fenster die Sonne spiegelt. Alle Regenbogenfarben können Sie erleben! Ein Wunderwerk Gottes! (Abrupt schaut sie mich an.) Meinen Mann könnte ich erwürgen. Er ist gefühllos wie ein Fleischerhund!"

Diese Gefühlskaskaden sind typisch für den *Hysteriker.* Wenn er begeistert ist, steht er verzückt neben sich. Wenn er traurig ist, verkörpert er ein Häufchen Elend.

Daneben soll ein Cooler existieren, ein Ernster, ein Sachlicher, der seine Stimme nur hebt, wenn das Haus brennt. Der Coole kann eine Mischung aus schizoid und zwanghaft verkörpern. Er symbolisiert die norddeutsche Tiefebene, keine Höhen, keine Tiefen. Im Allgemeinen spricht er monoton.

Vor der Ehe waren beide ineinander verknallt. Der Emotionale, meist eine Frau, bringt genügend explosiven Gefühlsstoff in die Ehe hinein. Der Coole ist für sie eine wohltuende Ergänzung. Ihm geht es ebenso. In seiner einschläfernden Monotonie wünscht er sich eine gefühlsmäßige Auffrischung.

Es wundert niemanden, dass sich beide in der Ehe viel negativen Stress verschaffen. Die Unterschiede sind extrem. Er schläft ein, wenn eine Bohrmaschine das Haus erschüttert, sie gerät emotional aus den Fugen, wenn eine Fliege ihr rohes Kotelett antastet.

Besonders die Frau benötigt eine himmlische Geduld, und die ist wörtlich zu verstehen, um die übermenschliche Ruhe und Gelassenheit nicht als Kriegserklärung zu verstehen. Da sie seit früher Kindheit gelernt hat, jedes nur denkbare Gefühl lautstark der Umgebung mitzuteilen, stand sie mit ihrer Lautmalerei ununterbrochen im Mittelpunkt.

Aspekte der Anziehung sind immer auch Aspekte des Konfliktes. Weichen beide Partner überdurchschnittlich von der Mitte ab, sind die Beziehungsschwierigkeiten auch überdurchschnittlich. Diese Verhaltensmuster auf beiden Seiten sind jahrelang trainiert. Jeder verfolgt mit seinen Strategien andere Ziele. Wer die unbewussten Ziele des anderen akzeptiert, kommt ihm entgegen und verringert seine destruktiven Reaktionen.

Muster 5: Der Workaholic und der Bequeme

Viele Männer und Frauen sind arbeitssüchtig. Arbeit ist zum Hauptsinn ihres Lebens geworden. Sie können nicht ruhig sitzen, sie müssen etwas *tun*. Ihr mangelndes Selbstwertgefühl wird durch Arbeit, Leistung und Karriere überkompensiert. Wenn sie Radio hören, müssen sie putzen, Kartoffeln schälen oder gleichzeitig die Steuererklärung ausfüllen. Beim Essen haben sie Zettel neben sich liegen, um für den Abend, für morgen und die kommende Woche zu planen. Weder die Stille noch das Nichtstun, weder das Essen noch die Freizeit können sie von Herzen genießen. Sie müssen etwas zu tun haben. Von klein auf haben sie die Mahnung der Eltern gehört: „Hast du nichts zu tun?" Arbeitssüchtige leben in Spannung und bringen sich und die Umgebung in Spannung.

Der Bequeme ist der Gegentyp. Diese Männer und Frauen haben die eiserne Faust des Müssens nicht im Nacken. Ihnen gelingt es mühelos, sich zu entspannen. Sie können Musik hören und Däumchen drehen. Vielleicht gehören Sie auch zu denen, die morgens ihre Arbeit erledigen und sich auf einen freien, unbeschwerten Nachmittag freuen. Sie lesen Romane, leichte Lektüre und lassen sich mit leichter Hand aus der Realität entführen. Alles geht ohne Spannung und Hektik vor sich. Sie lassen es ruhig angehen und schaffen mehr, als die meisten glauben.

Die Spannung im Eheleben versteht sich. Der Arbeitssüchtige macht dem Bequemen dauernd ein schlechtes Gewissen. In der Regel reagiert der Bequeme mit Schuldgefühlen. Wenn der Partner da ist, erlebt der Bequeme eine gereizte Atmosphäre. Beide haben sich gesucht und gefunden. Beide können voneinander lernen.

Arbeitssucht ist eine *Sucht.* Die Verliebtheit in die Arbeit ist eine wirkliche Krankheit. Wie ein Fahrzeug immer wieder tanken und aufladen muss, braucht der Mensch unbedingt den Ruhetag, die Stille, den Genuss und die Erholung. Der Bequeme ist ein Gottesgeschenk für den Arbeitssüchtigen. Er zeigt dem Partner, wie er abschalten, ausspannen und sich erholen kann. Dieser Rhythmus ist gewollt.

Anregung 4: Helfen Sie, depressive Störungen Ihrer Frau zu verringern!

„Hausfrau und Mutter" sind Ehrentitel. Wenn Ihre Frau das aber nicht fühlt, hilft männliche Logik nicht weiter.

Sie sind einige Jahre verheiratet und haben kleine Kinder. Ihre Frau ist auch die Mutter Ihrer Kinder. Von morgens bis abends ist sie auf den Beinen und muss tausend Fragen beantworten, die häufig nicht auf Goethe-Niveau liegen. Alle Augenblicke wird die Mutter gestört, weil zwei Kinder sich streiten, etwas fallen lassen, sich wehgetan, etwas Verbotenes angestellt oder etwas Verrücktes verbrochen haben. Kinder sind in der Regel voller Lebendigkeit und Tatendrang, kennen keine Ruhe, lieben keine leisen Töne und produzieren Lärm, Unruhe und ständig Ärger. Ihre Frau muss nervenstark sein.
Sie ist eine *Hausfrau.* Allein dieser Titel ist bei den meisten schon mit Minderwertigkeitsgefühlen behaftet. „Ich bin *nur Hausfrau*!" Viele haben den unsinnigen Verdacht, sie müssten sich schämen, weil sie es nicht weitergebracht haben. „Hausfrau und Mutter" sind Ehrentitel. Ein Volk und eine Gesellschaft, denen es an wirklichen Müttern fehlt, die liebevoll und opferbereit Kinder großzie-

hen, werden an sich zu Grunde gehen. Die Geschichte der Menschheit kennt hierfür unzählige Beispiele. Wenn aber Ihre Frau so *fühlt*, können Sie diese Gefühle nicht einfach mit männlicher Logik aus den Angeln heben. Liebe heißt: Ich nehme dich mit diesen Vorstellungen und Gefühlen ernst.
Vorschlag: Übernehmen *Sie* einmal für 14 Tage oder 3 Wochen die Hausarbeit, diese Zeit reicht für die meisten Männer ohnehin, und seien sie *Hausmann* mit Leib und Seele. Diese Erfahrung macht Sie hellhörig, klarsichtig und barmherzig. Wahrscheinlich werden Sie Ihre Frau mit ganz anderen Augen sehen. „Das bisschen Haushalt", das Sie sowieso ganz anders organisieren und rational umstrukturieren würden, wird plötzlich für Sie zum Alptraum. Die Planlosigkeit Ihrer Kinder, deren verblüffende Kreativität für Gutes und Böses, wird Ihre hoch gelobten Managementerfahrungen im Keim erstikken. Ihre Frau ist ein wunderbarer Mensch. Sie leitet eine kleine Firma, die sie als Chefin, Putzfrau, Kinderfrau, Klofrau, Köchin, als Finanzverwalterin und „Mädchen für alles" im Griff hat.

Können Sie sich vorstellen,
- dass sie etwas abschalten möchte,
- dass sie abends viele Probleme mit Ihnen klären will,
- dass sie anlehnungsbedürftig in Ihre starken Arme sinken möchte,
- dass sie jetzt Zärtlichkeit, Verständnis, Wärme und Halt erwartet,
- dass sie für überfallartigen Sex nur ein buchstäblich müdes Lächeln entwickelt,
- dass sie einen Mann erwartet, der auch als Vater ihrer Kinder eine stärkere Verantwortung wahrnimmt?

Sie verstehen, ich wollte uns Männern die Augen öffnen, dass die Familie auch eine Firma ist, in der pausenlos, oft hektisch und unplanmäßig gearbeitet wird, und die „Chefin" gute Nerven und Übersicht braucht, den „kleinen Betrieb" in Gang zu halten.
Wenn Sie als Ehemann dieses *sehen*, *verstehen* und *ernst nehmen*, nähern Sie sich vermutlich mit ganz anderen Augen, sie wird es Ihnen danken.

Gefühle der Einsamkeit können Depressionen erzeugen.

Versuchen Sie, Ihre Frau zu verstehen.

Depressionen bei Frauen haben augenscheinlich einen Zusammenhang mit Gefühlen von Einsamkeit, von Nichtverstanden-Werden, von Isolation und dem Empfinden mangelnder Zuwendung. Nicht nur Frauen leiden an Depressionen. Auch Männer können von Depressionen aller Schattierungen heimgesucht werden. Zahlenmäßig überwiegen die Beschwerden der Frauen. Der Ehe- und Familienberater James Dobson charakterisiert sie so:

„Die wohl zwingendste Schlussfolgerung, zu der ich in meiner psychologischen Beratertätigkeit von Frauen gelangt bin, betrifft die weite Verbreitung von Depressionen und seelischer Apathie als einer sich zwangsläufig wiederholenden Lebenserfahrung. Tatsächlich scheinen viele Frauen unter diesen Phasen der Verzweiflung, Mutlosigkeit, Teilnahmslosigkeit, Niedergeschlagenheit und Enttäuschung zu leiden. Depressionen sind selbstverständlich nicht typisch für die Frauen allein, aber sie kommen beim Mann seltener vor und sind dort anscheinend eher krisenorientiert.“[1]

Wenn Männer in Depressionen geraten, sind es in der Regel die Folgen von Problemen, die mit dem Beruf oder mit Krankheiten zusammenhängen. Die emotionale Hoffnungslosigkeit ist beim anderen Geschlecht ungleich größer. Wenn wir Männer die Frauen besser verstehen wollen,

- müssen wir ihre emotionalen Bedürfnisse ernster nehmen,
- müssen wir lernen, zuhören zu können,
- müssen wir lernen, dass mangelnde Kommunikation depressiv und resigniert macht,
- müssen wir lernen, dass Ängste, Nöte, Einsamkeit, Isolation und der Mangel an romantischen Gefühlen und Erlebnissen Depressionen mit Stimmungen bis zur Hoffnungslosigkeit hervorrufen können.

Menschen, die einsam sind, die Langeweile verspüren und seelisch ausgehungert sind, verharren viel länger in Schwermut und Melancholie, die Hoffnungslosigkeit und Verzweiflung verbreiten. Der amerikanische Eheberater James Dobson hat zehn Fakten für diese immer wiederkehrenden Konflikte herausgearbeitet.

Er nennt seinen Fragebogen „Depressionsursachen bei Frauen“.

	stimmt nicht	stimmt etwas	stimmt voll
Fehlende romantische Liebe in meiner Ehe			
Spannungen mit den Schwiegereltern			
Mangelndes Selbstwertgefühl			
Probleme mit den Kindern			
Finanzielle Schwierigkeiten			
Einsamkeit, Isolation und Langeweile			
Sexuelle Schwierigkeiten in der Ehe			
Zyklusbedingte Schwierigkeiten und körperliche Probleme			
Überlastung und Stress			
Altersprobleme			

Hinweise für den Fragebogen „Depressionsursachen bei Frauen“[2]

1. Schauen Sie sich genau die zehn Konfliktbereiche des Fragebogens an und kreuzen Sie das an, was auf Sie zutrifft.

2. Die Konfliktbereiche, die Sie mit „Stimmt voll“ angestrichen haben, bereiten Ihnen offensichtlich die größten Kopfschmerzen. Haben Sie mehrere Probleme mit „Stimmt voll“ angestrichen, bemühen Sie sich, die Konfliktbereiche zu gewichten.
Welcher Bereich beinhaltet Ihr größtes Problem?
Welcher Bereich beinhaltet Ihr zweitgrößtes Problem?

3. Versuchen Sie, in Ruhe den Hauptkonfliktbereich genauestens zu beschreiben. Nehmen wir an, es ist der Konfliktbereich 1 „Fehlende romantische Liebe in meiner Ehe“.
Was vermissen Sie genau?
Was verstehen Sie unter romantischer Liebe?
Was wünschen Sie sich von Ihrem Partner?

Je präziser Sie Ihre unerfüllten Bedürfnisse beschreiben, desto mehr helfen Sie Ihrem Partner, Sie zu verstehen.

4. Legen Sie Ihrem Partner den ausgefüllten Konfliktkatalog vor. Überreichen Sie ihm auch Ihre schriftlichen Ergänzungen und sprechen Sie gemeinsam die Probleme und Wünsche durch.

Hinweise für den Mann

- Nehmen Sie die Depressionsursachen Ihrer Frau ernst. Sagen Sie nicht: „Ich kann dich nicht verstehen. Im Grunde sehe ich für dich keinen Anlass, so zu reagieren. Du hast alles, was du dir vorstellen kannst. Wir sind gesund, ich habe Arbeit, das Geld stimmt einigermaßen und unsere Kinder sind gut geraten." Das sind logische Argumente eines Mannes, sachliche Überlegungen, die objektiv nicht falsch sind. Das sind typisch männliche Überzeugungen, die an den seelischen Frustrationen des Ehepartners vorbeigehen.
- Liebe heißt, die *Logik des anderen* ernst zu nehmen.
- Liebe heißt, die Gefühle und Bedürfnisse des *Gegenübers* zu respektieren.
- Liebe heißt, sich *in den anderen* hineinzuversetzen.
- Überlegen Sie, welche Wege Sie beschreiten können, dem Partner die seelischen Frustrationen abzunehmen. Liebe kostet *Fantasie*, Liebe kostet *Arbeit*, Liebe kostet *Zeit*, dem anderen Freude zu bereiten.

Der jüdische Philosoph und Theologe Martin Buber schrieb einmal: „Liebe ist gegenseitige Bedürfnisbefriedigung." Das klingt sachlich, vermeidet jedes falsche Pathos und hilft, die eheliche Kommunikation zu verstehen.

Wer als Mann die Wünsche in den Hauptkonfliktbereichen der Frau erfüllt, wird über Erwarten viel Gegenliebe erfahren. Die depressiven Verstimmungen werden sich verringern.

Anregung 5: Nehmen Sie als Frau die Bedürfnisse Ihres Mannes ernst!

Wenn Männer und Frauen Bestätigung suchen, geschieht das auf verschiedene Weise.

Männer und Frauen sind in ihren Vorstellungen und Bedürfnissen verschieden. Die Nivellierung der Geschlechter, wie wir sie in der Vergangenheit erlebt haben, hat uns nur seelische Störungen beschert. Es stimmt, Frauen und Männer suchen beide Bestätigung. Aber auf verschiedene Weise. Der Mann erfährt Bestätigung durch Anerkennung in Arbeit und Beruf. Die Frau erfährt Bestätigung, wenn sie von ihrem Partner geliebt wird.
Vermutlich sind diese Gegensätze die wichtigsten im Leben von Frauen und Männern.

Was sucht und braucht der Mann?

- Er braucht Erfolg im Arbeitsleben, er sucht nicht in erster Linie die Selbstachtung bei der Partnerin, er spricht am liebsten über sachliche Probleme, Auto, Politik, Sport, Computer usw.
- Er verfolgt auf dem Bildschirm am liebsten die Spiele seiner Fußballmannschaft, er verbringt viel Freizeit mit sportlichen Aktivitäten, er zieht seelische Befriedigung hauptsächlich aus seiner Leistung, er möchte zuerst ungestört die Zeitung lesen und ist dann für die Familie ansprechbar.

Für die Frau sind Mann und Kinder der Mittelpunkt ihres Daseins. Für die Frau sind Gespräche, der Austausch von Gefühlen und das Ernstnehmen ihrer Bedürfnisse die Basis ihrer Zufriedenheit. Für den Mann sind Ehe und Familie eine Art geschäftliche Beziehung, wobei die sexuellen Kontakte mit zu den Abmachungen zählen.
Solange für den Mann alles problemlos läuft, ist er rundherum zufrieden. James Dobson: „Solange ihm seine Frau jeden Abend das Essen kocht, ihn nett behandelt und, während er Fußball sieht, in Ruhe lässt, ist sein Bedarf gedeckt. Das romantische Element ist zwar schön – aber nicht nötig. Seine Frau dagegen treibt eine solche oberflächliche Beziehung an den Rand des Wahnsinns. Ihre Bedürfnisse gehen tiefer. Frauen sehnen sich danach, die Herzen ihrer

Männer zu erobern, von ihnen geachtet, anerkannt und zärtlich geliebt zu werden."[3]
Beide Parteien müssen sich bemühen, die Bedürfnisse des anderen zu verstehen. Ein sicherer Weg, die Kommunikation zu verbessern.

Anregung 6: Berücksichtigen Sie als Mann die romantische Seite Ihrer Frau

Männer schenken oft praktisch und meinen, die mitgebrachte Teflonpfanne hätte etwas mit Romantik zu tun.

Viele Frauen, die die Beratung aufsuchen, leiden daran, dass sie ihren Männern die romantische Liebe nicht verständlich machen können. Sie sagen:

- „Er ist so nüchtern!"
- „Zärtliche Annäherung versteht er als Aufforderung zum Sex."
- „Einen Blumenstrauß mitzubringen, hält er für ein schlechtes Gewissen, das er ja nicht hat."
- „Eine einzelne Blume – eine langstielige Rose – zu schenken, findet er albern. Was denkt womöglich die Verkäuferin, wenn er nur eine langstielige Rose kauft?"

Männer schenken praktisch. Von Aldi bringt er eine teflonbeschichtete Bratpfanne mit, einschließlich Glasdeckel und Garantie für ein Jahr. Oder er beglückt die Frau mit Tischdeckchen, die Ostern, Pfingsten und Weihnachten problemlos zu verwenden sind.
Romantik hat mit Verliebtheit zu tun. Zwei Menschen fliegen aufeinander. Die Herzen schlagen höher. Zwei Leben sehnen sich danach, miteinander zu verschmelzen. Besonders die Frau möchte sich dem Liebsten leidenschaftlich verbunden fühlen.
Verliebtheit wird vor der Ehe groß geschrieben. Händchenhaltend sitzen sie zusammen oder gehen verträumt und beflügelt zusammen ein Stück des Weges. Arbeit, Verpflichtungen und Probleme sind wie weggescheucht. Zwei Menschen haben mit sich und haben an sich genug. Beide genießen die tiefe Verbundenheit der Gefühle. Wir sagen nicht umsonst: „Ein Herz und eine Seele." Wie wunderbar drückt die Bibel es aus: „Die beiden werden ein Fleisch!" Eine

Einheit, die zusammenschweißt, eine Einheit, die Geborgenheit und Zufriedenheit vermittelt.
Männer denken bei Romantik zuerst an Leidenschaft und an sexuelles Begehren. Schmusen und Sich-Anschmiegen des Partners verstehen sie als körperlich sexuelle Signale. Die Frau kann es *auch* meinen. In der Regel will sie mit ihm eins sein, sie möchte spüren, dass er verliebt ist, sie möchte bei ihm sein, an ihm sein, um ihn sein.
Wie kann das praktisch aussehen?
Beide machen sich einen schönen, gemütlichen Abend. Kinderprobleme, Erziehungsfragen und finanzielle Sorgen werden ausgeblendet.

- Können Sie ihre Nähe beglückt erleben?
- Gelingt es Ihnen, Stress, Ärger am Arbeitsplatz und alltägliche Sorgen beiseite zu schieben?
- Können Sie sich fallen lassen?
- Können Sie bei ihr sein, ohne an morgen, an Arbeiten im Garten, an Büroaufgaben und Pläne für die nächste Zeit zu denken?

Liebe heißt auch, die Gefühle, Sehnsüchte und schlafenden Empfindungen der Partner wahrzunehmen und zu wecken. „Was hältst du davon, wenn wir in dieser Woche ein Kaminkonzert im Schloss XYZ besuchen? Wir machen uns frei und gehen anschließend essen. Was meinst du?“

- Kennen Sie die Musikwünsche Ihrer Frau?
- Liebt sie festliche Konzerte?
- Möchte sie lieber ausgeführt werden oder zu Hause bleiben?
- Braucht sie ein lockeres und unkompliziertes Zusammensein mit guten Freunden?

Geben Sie sich als Mann Mühe, die romantische Seite Ihrer Partnerin einzufühlen, zu verstehen, zu wecken und mit ihr zu leben. Sie vermindern seelische Verstimmungen und verstärken Glück und Harmonie Ihrer Ehe.

Anregung 7: Verurteilen Sie sich nicht selbst!

Wer sich selbst verurteilt, hat Beziehungsstörungen. Zwei Menschen, die sich lieb haben, achten sich gegenseitig, haben Respekt voreinander. Sie können sich und den anderen akzeptieren.

- Wer sich *ablehnt*,
- wer sich *abwertet*,
- wer sich *nicht leiden kann*,
- wer an sich *zweifelt*,
- wer sich *verunsichert*,
- wer nicht an sich *glaubt*,
- wie will er an den anderen glauben.

Demut hat nichts damit zu tun, sich unter Wert zu schätzen.

Auch Christen dürfen Selbstbewusstsein haben. Selbstbewusstsein ist nichts Ungeistliches. Viele haben den Eindruck, sie müssten sich ständig klein machen, selbst verachten, selbst verurteilen und selbst aufgeben. Nicht wenige scheuen das Wort „Ich". Sie denken: Es steht doch in der Bibel: „Er muss wachsen, ich aber muss abnehmen."

Viele Christen verhalten sich so demütig, machen sich bewusst klein und stecken auf vielen Gebieten zurück, dass der versteckte Hochmut ins Auge springt. Demut ist keine Willensanstrengung, Demut ist der Ausdruck eines Menschen, der Gott über alles stellt. Demut ist die Spiegelung eines Menschen, der auf Stolz, Ehre und Ansehen verzichten kann, weil er sich vor dem lebendigen Gott für äußerst wichtig und wertvoll ansieht. Und wenn wir unserem Herrn viel bedeuten, ist es Gotteslästerung, wenn wir ständig unseren Wert herabwürdigen. Unsicherheit, Unzulänglichkeit und Minderwertigkeitsgefühle sind ein Zerrbild wahrer Demut.

Wer über ein gesundes Maß von Selbstwert, Selbstvertrauen, Selbstbewusstsein und Selbstliebe verfügt, ist liebesfähig. Er kann gute Beziehungen pflegen und muss sie sich nicht abzwingen.

Strategie 2: Machtkämpfe vermeiden!

Die Macht hat nur ein Gesetz: sich immerfort zu mehren.
Reinhold Schneider

Macht und Machtstreben spielen im menschlichen Leben eine entscheidende Rolle. Schon im Paradies lockte der Versucher den Menschen mit Machtphantasien: „Ihr werdet sein wie Gott." Und der Begründer der Individualpsychologie, Alfred Adler, schrieb: „Die Übertragung von Gesetzen alles Geschehens auf die menschliche Natur zeitigte verschiedene Standpunkte, und die unergründliche, unbekannte lenkende Kraft wurde von Kant, Schelling, Hegel, Schopenhauer, Hartmann, Nietzsche u. a. in einer unbewussten Triebkraft gesucht, die bald Sittengesetz, bald Wille, bald Wille zur Macht genannt wurde."

Ein schöpferischer Lebensdrang

Die biologischen Wurzeln des Machtstrebens, die Gott den Menschen eingepflanzt hat, sind unschwer abzulesen. Der Drang zur Selbstverwirklichung, zur Selbsterhaltung und zur Daseinsgestaltung ist ein schöpfungsgemäßer Lebensdrang. Zu etwas im Stande sein, etwas können oder vermögen heißt lateinisch „posse", französisch „pouvoir". Gerade die französische Bezeichnung von Können und Macht mit demselben Wort zeigt die nahe Verwandtschaft von Mächtigsein und Zu-etwas-im-Stande-Sein. Der Mensch ist lebensfähig und daher seinsmächtig. Wer Leben will, muss Macht besitzen und diese Macht auch wollen. Diese Macht ist Werkzeug, niemals Selbstzweck.

Das Kind kommt klein und hilflos zur Welt, es ist Gottes Schöpferwille, dass es wächst und ermächtigt wird, das Leben zu meistern. Es kann sich auf diese Weise zum positiven Mitglied der Gesellschaft entwickeln. Es leistet Beiträge, übernimmt Verantwortung, liebt den Menschen wie sich selbst. Das Machtstreben, das Vermögen, sich zu entwickeln und der Gemeinschaft dienstbar zu sein, ist von Gott gewollt und schöpfungsgemäß.

Der Machtkomplex

Streben nach unbeschränkter Macht ist lebensfeindlich und Sünde. Dient das Machtstreben nicht mehr der Gemeinschaft, dem Nächsten, wird es zu einem Gefühl der Überlegenheit, „Streben nach Gott-Ähnlichkeit". Der Mensch will besser, größer, stärker und tüchtiger sein. Der Machtkomplex ist der Überausgleich von Unsicherheit und Minderwertigkeit. Der Mensch fühlt sich klein, unterlegen und schwach, der Machtkomplex soll die menschliche Schwäche ausgleichen. Die Folgen sind: Herrschsucht, übergroßer Ehrgeiz, aggressive Überlegenheit, Wissen als Macht, großer Besitz und vieles andere mehr.
Das Vermögen, nämlich das „Ich vermag etwas", wird pervertiert und zur Besitzgier. Dieses destruktive Machtstreben ist gemeinschaftsfeindlich. Es ist unmissverständlich neurotisch. Der Mensch wird missbraucht und ausgebeutet. Wie sieht dieser Machtkampf in der Ehe aus?

Der Machtkampf wird von beiden Parteien aufrechterhalten

Viele Reibungen, sexuelle Störungen und Konflikte im partnerschaftlichen Umgang beruhen auf Machtkämpfen. Machtkämpfe gehören zu den Hauptschwierigkeiten im Ehealltag. Hier wird gekämpft, die Partner sind beide aktiv. Kampf setzt immer zwei Parteien voraus. Ein Mensch kann nicht ohne einen Gegner kämpfen.
Der andere muss *mitspielen*, sonst ist der Kampf beendet.
Der andere muss *sich herausfordern* lassen, sonst gibt es keine Auseinandersetzung.
Der andere muss *dagegenhalten*, sonst bleibt der Kampfplatz leer.
Und weil das geschieht, dass zwei Menschen den Kampf bejahen, laufen Kriegsspiele ab.

Auch „Ehekriegsspiele" sind Spiele.

Wer kämpft, will siegen. Wer kämpft, will nicht unterliegen. Wer kämpft, will dem andern sein Unrecht vorhalten. Der Kampf ist ungeistlich, lieblos und ehezerstörerisch. Mit Kampf werden keine Probleme gelöst. Kampf hält den Krieg in Gang.

Argumente, die einen Streit entfachen können:

- „Das kann ich mir nicht bieten lassen. Das ist unverschämt!"
- „Du willst immer Recht haben, das geht zu weit."
- „Wenn du nicht deinen Willen kriegst, gibst du keine Ruhe!"
- „Du schreist mich an, ich schreie zurück!"
- „Wenn du mir nicht entgegenkommst, lasse ich dich auflaufen!"
- „Wenn du das Trinken nicht aufgibst, ziehe ich aus dem Schlafzimmer aus!"
- „Wenn du deine Mutter mit ins Haus nimmst, lasse ich mich scheiden!"
- „Ich habe alle Kinder bekommen. Du übernimmst jetzt die Verhütung. Tust du das nicht, passiert nichts mehr zwischen uns!"

Ehekriegsspiele sind „Spiele"

Unter „spielen" versteht der amerikanische Sozialpsychiater Eric Berne „Ersatzformen für Intimerlebnisse". Es handelt sich also um Fehlformen zwischenmenschlicher Interaktion, um Sozialkontakte, die einen Nutzwert haben und einen Krankheitsgewinn beinhalten. Beide Eheleute versprechen sich von diesen Spielen Vorteile. Spiele haben den Sinn, aus einem Schlagabtausch Befriedigung zu ziehen. Wenn Eheleute in solche „Kriegsspiele" verwickelt sind, ist es ratsam, ständig nach dem Nutzwert zu fragen.

- Wozu benutzt die Ehefrau dieses Spielarrangement?
- Wozu benutzt der Ehemann jenes Spielmuster?
- Was wollen beide damit bezwecken?
- Will einer *siegen*?
- Muss einer *demütigen*?
- Will einer *überlegen sein*?
- Will einer *bedauert werden*?
- Spielt einer den *Kranken?*
- Will einer den anderen *quälen*?
- Will sich einer am anderen *rächen*?

Welche Muster spielen im Machtkampf eine Rolle?

Machtmuster 1: Hilflosigkeit

Macht ist ein vielschichtiges Gebilde. Ohnmacht ist oft eine Form der Macht. Hilflosigkeit ist Stärke. Der Hilflose versteht es meisterhaft, Macht auszuüben, den Partner, die Eltern oder den Helfer zu fesseln. Die Haltung zwingt den anderen zu Hilfeleistungen und zum Beistand. Es sind erlernte Muster, die Macht über die anderen demonstrieren.

Die Verhaltensmuster verlaufen unbewusst und unverstanden. Der Mensch handelt so, als ob er nur auf diese Weise sein Leben gestalten und meistern kann.

Eine intelligente Frau, die ihre gesamte Umgebung, ihren Mann, Freunde, Nachbarn und Mitglieder der Kirchengemeinde „an der Leine führt“, sagte in einem Beratungsgespräch ehrlich und zugleich resigniert: „Wenn ich gesund bin, liebt mich ja keiner, kümmert sich kein Mensch um mich!“

Sie hat auf ihre Weise Recht. Ihr Leben bekommt Wert, wenn sie schwach ist. Sie übt Macht aus, wenn sie krank ist. Sie bekommt vom Partner Zuwendung, wenn sie hilflos ist. Sie bekommt vom Partner Aufmerksamkeit, wenn sie alle viere von sich streckt.

Machtmuster 2: Kampf um die Kinder

In vielen Familien werden Kinder in den Machtkampf der Eltern hineingezogen. Die Eheleute haben schwere Konflikte. Schon versucht ein Elternteil, die Kinder auf seine Seite zu ziehen.

Die Frau vermisst Zärtlichkeit und Zuwendung vom Partner. Sie leidet unter negativem Austausch der Gedanken und beginnt, ein Kind oder alle in ihren Bann zu ziehen. Liebes- und Eheprobleme bespricht die Mutter mit den Kindern oder mit einem Kind. Die Verbündeten der Mutter werden überfordert. Die Kinder werden zur Stellungnahme gegen den Vater herausgefordert. Über die Mutter gerät der Vater in die Schusslinie. Es entstehen lieblose Koalitio-

nen. Der Vater wird isoliert, steht am Rande und fühlt sich als fünftes Rad am Wagen.
Wo liegen Fehler?
Wenn die Mutter die Betroffene ist, die sich vernachlässigt und einsam fühlt,
- beginnt sie, die Kinder zu verwöhnen,
- beginnt sie, die Kinder von sich abhängig zu machen,
- beginnt sie, durch Überfürsorge die Kinder zu lebensängstlichen und entscheidungsschwachen Menschen zu erziehen.

Die ungewollte, unverstandene Komplizenschaft mit der Mutter – sie kann auch mit dem Vater vollzogen werden – schafft für später Beziehungsprobleme im Heranwachsenden.
Ein anderer Fehler liegt darin, dass Kinder zur Erpressung verführt werden. Sie verstehen es meisterhaft, ein Elternteil gegen den anderen auszuspielen. Auch diese destruktiven Muster werden später von den Kindern in ihre Ehe und Partnerschaft hineingetragen. Diese Menschen, die in Kindheit und Jugendzeit von Mutter oder Vater einseitig auf ihre Seite gezogen und dadurch unselbständig und abhängig wurden, kämpfen später häufig umso heftiger gegen Mutter und Vater. Sie leiden unter ihrer Unselbständigkeit und Schwäche und machen ihre Eltern dafür verantwortlich.

Machtmuster 3: Eifersucht

Ein Eifersüchtiger weiß nichts, ahnt viel und fürchtet alles.
Curt Goetz

Eifersucht kann leicht zum Machtkampf entarten.
In der Eifersucht
– will einer den anderen *an sich binden*,
– will einer den anderen *einengen*,
– will einer den anderen *besitzen*.
Eifersucht ist Besitzgier. Der andere wird mit Haut und Haaren vereinnahmt. Der Partner wehrt sich mit seinen Mitteln und Möglichkeiten und der Machtkampf ist in vollem Gange.
Ein Beratungsbeispiel macht das deutlich:
Herr Hartmann kommt zu Gesprächen, weil er nicht verstehen kann, dass seine Partnerin ihn als eifersüchtig abstempelt. Er sagt sinngemäß: „Ich liebe meine Frau sehr. Für sie tue ich alles. Morgens bringe ich ihr den Kaffee ans Bett. Wenn sie von der Arbeit

Wie können Machtkämpfe beigelegt werden?

So lange einer den anderen zwingen will, so lange einer sich für Kampf und Machtmuster entscheidet, kommen beide Ehepartner aus dem Ehekrieg nicht heraus.

Hilfe 1: Beide machen sich die unbewussten Motive ihrer Verhaltensmuster klar:
– Will ich durch Reden und bessere Argumente den Partner überreden?
– Will ich dem anderen überlegen sein und ihn an die Wand spielen?
– Will ich den Partner durch Schweigen auf Distanz bringen?

kommt, bin ich nur für sie da. Am liebsten möchte ich alles mit ihr gemeinsam machen. Aber sie sperrt sich auf der ganzen Linie. Oft sagt sie, dass sie lieber allein ausgehen und Freunde treffen will. Ich verstehe sie nicht."

Liebe ist ein Wort aus fünf Buchstaben und beinhaltet viele Missverständnisse. Jeder Mensch versteht unter Liebe etwas anderes. Auch das Ehepaar Hartmann deutet Liebe kontrovers. Herr Hartmann versteht unter Liebe eine verwöhnende, aufopfernde Haltung. Seine Partnerin erlebt Liebe als Kontrolle, als Besitzgier, als Einengung, als Gefängnis, als Eifersucht.

Und je mehr sie ihre Unabhängigkeit betont, desto näher rückt er ihr auf den Pelz. Frau Hartmann kommt nach Hause und ihr Mann wartet schon auf sie. Keinen Augenblick ist sie für sich.

Das Zusammenspiel beinhaltet Kampfmuster:

Er will ihr nahe sein – sie geht auf Abstand.

Er umsorgt sie – sie fühlt sich vergewaltigt.

Er will alles mit ihr gemeinsam machen – sie fühlt sich wie im Gefängnis.

Er spricht von Liebe – sie spricht von Eifersucht.

Beide haben Recht. Beide kämpfen miteinander. Beide nehmen den Partner nicht ernst. Und weil beide ihre Verhaltensmuster verteidigen, erschlagen sie die Liebe.

Machtmuster 4: Der Partner wird wie ein Kind behandelt

Worin besteht der Machtkampf? Der Partner wird *entmündigt.* Die Gleichwertigkeit der Ehebeziehung ist infrage gestellt. Auch dieses Machtmuster enthält viele Möglichkeiten, wie es praktiziert wird.

Da ist Frau Müller. Sie erscheint eines Tages in der Beratung und sagt: „Mich ärgert, dass mein Mann mich wie ein kleines Kind behandelt. Schon die Bezeichnung ‚mein Kleines' bringt mich auf die Palme. Ich wünsche mir einen Partner und keinen Oberlehrer. Wie kann ich ihm das klarmachen?"

Es fanden eine Reihe Gespräche mit der Frau allein statt. Später wurde auch ihr Mann mit einbezogen. Welche Problematik verbirgt sich hinter den wenigen Sätzen der Frau, die in den ersten Minuten des Beratungsgespräches geäußert wurden? Die Beziehungsanalyse stellt Folgendes heraus:

Aspekt 1: Frau Müller ist äußerlich eine zierliche, zerbrechlich wirkende Persönlichkeit. Ihre Stimme klingt weich und jungmädchenhaft. Ihr Mann bestätigt, dass er auf diese Frau geflogen ist, die in ihm bestimmte Vorstellungen und unbewusste Ergänzungsmuster wachrief.

Aspekt 2: Frau Müller wuchs in einer Familie mit drei weiteren Geschwistern auf. Sie war die Jüngste, ein Nachkömmling, der von beiden Eltern als willkommenes Nesthäkchen gewünscht war. Sie wurde verwöhnt, nicht nur von den Eltern, sondern auch von der ältesten Schwester, die zehn Jahre älter war als sie, und von beiden Großeltern, die noch mit im Hause wohnten.

Aspekt 3: Frau Müller bestätigt, dass sie sich als Kind und Jugendliche äußerst wohl gefühlt hat, weil sie süß aussah, stets ein kindliches, unkompliziertes Verhalten demonstrierte und sich äußerst angepasst verhielt. Sie war bei allen beliebt, weil sie nicht widersprach, nicht rebellierte und die Erwartungen der Umgebung erfüllte.

Aspekt 4: Die Eltern und Großeltern waren bewusste Christen und vermittelten ihr, dass Artigkeit, Gehorsam und Angepasstsein christliche Einstellungen seien, die Jesus von seinen Anhängern und Nachfolgern erwartete. Kritiklos nahm sie diese Denk- und Einstellungsmuster in sich auf und versuchte, diesen christlichen Idealvorstellungen nachzueifern. Sie erlebte, dass ein Bruder äußerst rebellisch war, den Eltern widersprach und oft unangenehme Auseinandersetzungen mit den Eltern und Lehrern provozierte. Sie schämte sich dieses Bruders wegen und war den Eltern doppelt untertan.

Aspekt 5: Bis zum Abitur behielt sie diese Lebenseinstellung bei. Es fiel ihr auch nicht schwer, diese Überzeugungen zu praktizieren. Sie musste nicht gegen rebellische Muster im Innern ankämpfen. Ihre

Hilfe 2:
Beide akzeptieren, dass sie gemeinsam ein Kampfmuster aufrechterhalten.
Wer den anderen *allein* für Konflikte und Machtkämpfe verantwortlich macht, erhält den Krieg aufrecht.
Vorwürfe, Anklagen und Schuld schieben erhalten den Machtkampf aufrecht.

Hilfe 3: Die Eheleute untersuchen, was jeder für sich erwartet. Jeder Partner schreibt seine Wünsche und Bedürfnisse auf einen Zettel. Was schwarz auf weiß formuliert wird, ist eine gute Unterlage für gemeinsame Gespräche. Drei wichtige Fragen beantwortet jeder für sich:
1. *Was erwarte ich für mich?* Nicht: *Was erwarte ich von dir?*
2. Was kann *ich* beisteuern, dass unsere Beziehung besser wird?
3. Bin ich wirklich bereit, diese Erkenntnis in die Tat umzusetzen?

Freundin war auch ein fröhlicher, unkomplizierter und kontaktfähiger Mensch. Beziehungen zu Jungen standen bei beiden nicht im Vordergrund. Die Schule und eine EC-Gruppe waren die einzigen Kontakte nach draußen.

Aspekt 6: Nach dem Abitur änderte sich bei Frau Müller vieles. Sie begann, Sozialarbeit zu studieren, um Menschen – Jungen und Alten – zu helfen. Plötzlich begegnete sie dem wahren Leben. Ihre Kommilitonen und Kommilitoninnen waren wesentlich robuster, selbständiger, freier und lebenstüchtiger. Frau Müller merkte, dass sie in einer heilen Welt groß geworden war. Sie entdeckte eine Art „Lebensuntauglichkeit". Sie formulierte das auch so. Sie verhielt sich den Eltern gegenüber störrischer. Die Unzufriedenheit über ihre mangelnde Lebenstüchtigkeit steigerte sich von Tag zu Tag. Die ersten Hassgedanken gegen die Eltern meldeten sich im Herzen. Unmissverständlich machte sie den Eltern Vorwürfe, sie überbeschützt, überbefürsorgt und lebensuntüchtig gemacht zu haben.

Aspekt 7: Die Eltern reagierten entsetzt, verstanden ihre liebe Tochter, die bisher ein Vorzeigekind in Verwandtschaft und Gemeinde gewesen war, nicht mehr. In kürzester Zeit entstanden unerträgliche Reibungen. Die Tochter zog aus, nahm sich 15 Kilometer entfernt ein Zimmer und versuchte aus eigener Kraft selbständig zu werden. Frau Müller spürte täglich die Kluft zwischen dem bisherigen Leben im Elternhaus und den Forderungen, die der Alltag an sie stellte. Sie war bemüht, in kürzester Zeit eine Art Nachreifung ihrer Persönlichkeit zu erreichen. In Vorlesungen, in der Literatur und im Alltag wurde sie ja ständig mit neuen Fragen und Problemen konfrontiert.

Aspekt 8: In dieser Phase innerer Spannungen lernte sie im sechsten Semester einen Diplom-Sozialarbeiter kennen, der seit fünf Jahren sein Studium abgeschlossen hatte und in einem kirchlichen Werk schon eine leitende Funktion innehatte. Er war der Lebenspraktiker in Person. Beruf und Leben meisterte er mit leichter Hand. Jedenfalls glaubte Frau Müller das. Sie war von seiner Stärke, seiner Entschiedenheit und Entschlossenheit fasziniert. Er wusste in jeder Situation Rat, packte zu und stand nicht fragend und grübelnd vor den täglichen Herausforderungen. Beide verliebten sich, steckten sich ein halbes Jahr später die Verlobungsringe an und zeigten sich zu Weihnachten den völlig überraschten Eltern.

Aspekt 9: Frau Müller machte sich zunächst nicht bewusst, warum die Beziehung so wunderbar funktionierte. Doch als sie vier Monate später heiratete und mit ihrem Mann in einer kleinen Wohnung zusammenlebte, begannen die partnerschaftlichen Probleme größer zu werden. In ihr keimte der gleiche Ärger auf, wie sie ihn gegen Mutter und Vater entwickelt hatte. Die Überbeschützung wurde ihr unerträglich. Die Entmündigung, die ungewollt geschah, erlebte sie als existenzbedrohend.

Machtmuster 5: Schweigen

Schweigen löst keine Probleme, wer schweigt, weicht häufig Schwierigkeiten, Auseinandersetzungen und Entscheidungen aus.
Besonders Frauen leiden unter dem Schweigen ihrer Männer. Schweigen macht das Gegenüber wütend, reizt zum Angriff, fördert die Aggression.
Der Ausbruch der Gedanken und Gefühle ist gestoppt. Der Partner, der sich mitteilen möchte, steht vor einer Wand. Der Austauschbedürftige wird laut, er fordert sein Gegenüber heraus. Und der Erfolg: Der Schweigsame macht restlos zu, verstummt gründlich und zieht sich wortlos aus dem Kampf zurück.

Welche Ziele verfolgt der Schweiger?

Menschen, die wenig reden, und nur schwer zu bewegen sind, offen und uneingeschränkt ihre Meinung zu äußern, verfolgen aufgrund ihrer Erfahrungen klar umrissene Ziele.

Ziel 1: Sie wollen nicht entblößt werden

Sie sind überzeugt und können diese Erfahrungen bestätigen, dass Schweigen für sie einen großen Nutzen beinhaltet. Wer schweigt, kann nicht entblößt werden, er ist viel schwerer zu durchschauen. Der Schweiger hält sich bedeckt und ist nicht angreifbar.

Hilfe 4:
Beide müssen bereit sein, in kleinen Schritten ihre Verhaltensmuster zu ändern.
Beide unterhalten sich über ihr destruktives Zusammenspiel. Beide legen dem anderen ihre Wünsche und Bedürfnisse vor.
Beide beginnen, den ärgerlichsten Punkt in der Vorstellung des anderen bei sich zu ändern. Jeder Neuanfang beginnt mit einem Vertrauensvorschuss.

Hilfe 5: Beide suchen eine Eheberatung auf, wenn sie Machtkämpfe nicht vermeiden können. Wenn beide ehrlich eine Veränderung ihrer Beziehung wollen, sollten sie auch bereit sein, Beratungsgespräche in Anspruch zu nehmen. Gelingt es ihnen nicht, ihre Machtkämpfe zu beenden, und sind sie nicht bereit, eine Beratung in Anspruch zu nehmen, demonstrieren beide oder auch nur einer, dass der Kampf fortgesetzt wird.

Ziel 2: Sie legen sich nicht fest
Menschen, die viel nach innen verarbeiten, wollen keine Stellung beziehen. Sie sind wie Gummi und lassen sich nicht greifen. Anderen bleiben sie ein Rätsel, und das streben sie auch an. Wer sich gedanklich und sprachlich festlegt, wird zur Verantwortung gezogen. Ihnen gelingt es meisterhaft, alles in der Schwebe zu halten. Es leuchtet ein, wer keine Stellung bezieht, wird ungefragt stehen gelassen.

Ziel 3: Sie wollen keine Verantwortung übernehmen
Verwandt mit Ziel 2 ist dieses Ziel. Der Schweiger trifft keine Entscheidung und hält seinen Kopf nicht hin. Er versteht es meisterhaft, seinem Gegenüber die Verantwortung und die Entscheidungsfreiheit zu überlassen. Seine Großzügigkeit ist Schwäche, sein Rückzug beinhaltet Drückebergerei.

Ziel 4: Sie projizieren Vorurteile in den anderen hinein
Die Projektion beinhaltet, dass der Schweiger seine eigene Problematik in sein Gegenüber projiziert. Die Seelsorgepraxis offenbart, dass Schweiger ihren Partnern mit Vorurteilen begegnen, die typisch für die Stillen sind, aber nicht für Menschen, die gern Informationen, Pläne, Wünsche und Alltagserlebnisse austauschen wollen. Bestimmte Aussagen verraten, was der Schweiger gern hätte. So kann er sagen:

- „Ich kann mir überhaupt nicht vorstellen, dass du an diesen Nebensächlichkeiten interessiert bist!“
- „Wenn ich alles erzählen würde, was mir spontan durch den Kopf schießt, kommen wir zu nichts!“
- „Lösungen, die noch nicht gründlich durchdacht sind, kann ich nicht rauslassen. Ich kann sie gar nicht verantworten.“
- „Wenn ich Meinungen bedenkenlos ausspucke, werden sie gegen mich verwandt. Ich werde mich hüten!“

Diese Grundüberzeugungen hängen mit den Lebensgrundüberzeugungen des Schweigers zusammen. Wer sie wütend bekämpft, fördert den Machtkampf.

Machtmuster 6: Der Mann flieht

Machtkämpfe können verbal und nonverbal ausgetragen werden. Ein beliebtes Kampfmuster ist die Flucht. Viele Männer benutzen Flucht als Waffe.
Sie fliehen in den *Beruf,* in *Überstunden,* in *Gemeindeaktivitäten,* in *außerhäusliche* Verpflichtungen oder in den *Ehebruch.*
Wenn Männer aus der Ehe ausbrechen, hat die Flucht einen tragischen Verlauf genommen. Partnerschaftliche Konflikte werden nicht mehr über das Gespräch geklärt. Die Flucht kann bedeuten, dass der Verhandlungsweg ausgeschlossen wird. Das Missverstehen ist grenzenlos. Bei Flucht wird der Machtkampf relativ lautlos ausgetragen. Wortlos zieht sich der Mann zurück und flieht in Beschäftigungen, die ihm Schutz vor dem Partner bieten. Der Computer ist heute eine beliebte Fluchtmöglichkeit. Viele Männer halten die „Dauerbeanspruchung" durch die Frau nicht aus. Beide Seiten überziehen. Die Eheleute sind nicht in der Lage, ihre Wünsche und Bedürfnisse aufeinander abzustimmen. Beide Partner kämpfen mit ihren Methoden. Häufig ist es so, dass die Frau angreift und der Mann flieht. Männer machen dann ihre Frauen für die Flucht verantwortlich. Frauen werfen ihren Männern Desinteresse, Lieblosigkeit und Rückzug vor. Beide sehen nur ihre subjektiven Bedürfnisse und verstehen es nicht, Lösungen zu finden, die beide befriedigen.

Machtkämpfe beinhalten: Rechthaben,
Machtkämpfe beinhalten: Egoismus,
Machtkämpfe beinhalten: Lieblosigkeit und mangelnde Toleranz.

Machtkämpfe können nur verringert werden, wenn jeder Partner zu Kompromissen bereit ist und jeder nach seinem Anteil fragt und nicht auf Anklagen und Vorwürfe gegen den anderen beharrt. „Was willst du, Herr, das ich tun soll?" Wer diese Frage aushält und sie buchstäblich ernst nimmt, wird Machtkampfmuster aus seiner Beziehung verbannen.

Strategie 3: Sexuelle Probleme verringern

Sexuelle Beziehungen haben in den meisten Ehen einen hohen Stellenwert. Selten sind sie das Hauptthema. Aber
– wenn sie fehlen,
– wenn sie unbefriedigt bleiben,
– wenn sie zu wenig praktiziert werden,
– wenn ein Partner sie ablehnt,
– wenn ein Partner überhöhte Forderungen stellt,
– wenn ein Partner so genannte „Perversitäten" verlangt,
können diese Mängel zu schweren Beziehungsstörungen führen.
Gott hat die körperlich sexuelle Befriedigung gewollt und den Eheleuten geschenkt. Die einen erleben sie als Geschenk, andere als Belastung. Eheleute können von Herzen dankbar sein, wenn sie die sexuellen Kontakte als befriedigend, als Bereicherung und als wertvolle Gabe genießen können.
Unsere Sexualität bestimmt uns in jeder Zelle. Sie ist Gottes gute Schöpfung. Mann und Frau sind ganzheitlich von ihr geprägt. Sexualität ist darum kein Zubehörteil, sondern kennzeichnet die menschliche Existenz vom Scheitel bis zur Sohle. Im Denken, Fühlen, Planen, Handeln und im Glauben sind wir Gottes Sexualwesen.
Beglückende Sexualität ist keine Fata Morgana, sondern eine Verheißung Gottes für Menschen, die eine wirkliche Liebesehe führen.
Beglückende Sexualität wird da erlebt,

- wo Geben und Nehmen,
- Schenken und Beschenkt-Werden,
- Beglücken und Beglückt-Werden,
- Erfreuen und Erfreut-Werden, eine wohltuende Abstimmung erfahren.

Wenn's im Bett nicht klappt, kann das mehrere Gründe haben, und die Partner sollten sich fragen: Was sind die zentralen Motive, die zur sexuellen Dissonanz in der Ehe führen können?

Das Geheimnis einer guten Ehe ist, jeden Unglücksfall als Zwischenfall und keinen Zwischenfall als Unglücksfall zu behandeln.
H. Nicholson

Hinweis 1: Sexuelle Störungen sind Lebensstilprobleme

Der Lebensstil kennzeichnet mein Denken, mein Fühlen und mein Handeln. Wertvorstellungen, Lebens- und Glaubensvorstellungen charakterisieren den Lebensstil und diese Aspekte kennzeichnen auch meine Sexualität. Wie ich Sexualität einschätze, bewerte und praktiziere, wie ich sie erlebt und erfahren habe, so drücke ich sie aus. Gott hat die Geschlechtschromosomen in jede Zelle unseres Lebens hineinprogrammiert. Wir reagieren als Mann oder als Frau. Diese polare Differenzierung ist von Gott gewollt.

Wie wir aber als Mann oder Frau reagieren, wie wir über unsere sexuelle Zuordnung denken, wie wir körperliche sexuelle Kontakte einschätzen, wie wir Zärtlichkeit, Schmusen und körperliche Beziehungen bewerten, ob sie schön oder schmutzig, als Geschenk oder als Belastung, stimulierend oder lähmend, reizvoll oder unangenehm, beglückend oder Ekel erregend empfunden werden, diese Einstellungen sind erworben und nicht vererbt worden.

Wir Menschen sind verschieden, äußerlich und innerlich. Darum sind auch unsere sexuellen *Vorlieben,* unsere *Vorstellungen,* unsere *Einstellungen*, unsere sexuellen *Praktiken,* unsere *Gefühlsreaktionen* und unsere *Ängste* bei jedem Menschen verschieden.

Für einen Partner kann die gelebte körperliche Sexualität Ausdruck größter Zufriedenheit sein. Für einen anderen beinhaltet sie Stress, Überforderung und eheliche Pflicht. Der eine kann sie genießen, der andere empfindet sie als Strapaze.

Hinweis 2: Meine Wahrnehmungen haben Liebe und Sexualität beeinflusst

Wie ich denke, fühle, handle und liebe, so verstehe ich auch die Sexualität. Meine Vorurteile, meine Erfahrungen und meine gesammelten Eindrücke über Liebe und Sexualität bestimmen mein

Urteil. Wie ich Sexualität einschätze, wie ich sie bewerte und wie ich sie gefühlsmäßig begreife, so lebe und praktiziere ich sie auch. Sexuelle Beziehungen und Praktiken werden daher von allen Menschen verschieden beurteilt. Wer negative Dinge erlebt hat, wer möglicherweise sexuell missbraucht wurde, wird körperlich sexuelle Kontakte vermutlich als hässlich und unangenehm empfinden. Die Praxis der Eheberatung kennt viele Beispiele, in denen – vor allem Frauen – ihren Widerwillen und ihre Abneigung gegen körperlich sexuelle Beziehungen artikulieren.

Daher sieht die gefühlsmäßige Bewertung sexueller Kontakte bei allen Eheleuten verschieden aus. Störungen haben mit der Lebensgeschichte des Betroffenen zu tun.

Ursachen sexueller Konflikte:

- Sexuelle Konflikte sind das Ergebnis von negativen Erfahrungen in der Kindheit.
- Sexuelle Konflikte sind Störungen im Denken, Fühlen und Handeln.
- Sexuelle Konflikte sind das Ergebnis von Abwehr und Widerstand.
- Sexuelle Konflikte sind die Folgen von irrationalen Überzeugungen, die der biblischen Botschaft nicht entsprechen.

Wer sexuelle Kontakte in seinem Leben als entwürdigend, belastend und Ekel erregend erlebt hat, braucht sehr wahrscheinlich therapeutische und seelsorgerliche Begleitung, um mit den abnormalen Empfindungen und Gefühlen fertig zu werden.

Wie stellen wir uns vor, dass unser Denken, Fühlen und Erleben und die Art unserer Liebe gesteuert werden?

Nicht der Trieb, der wie eine leblose Maschine funktioniert, steuert in erster Linie unsere Liebesgefühle. Die entscheidenden Impulse kommen vom Gehirn, von der Steuerungszentrale unserer Persönlichkeit. Dort, in der Schaltstelle unseres Lebens, werden die Bilder aufgenommen und gespeichert, die wir von Männern und Frauen aufnehmen.

Wahrnehmungen über Zärtlichkeit, über Brutalität, über Gemeinheiten und abstoßende Szenen, die Liebe und Sexualität beinhalten, werden säuberlich aufbewahrt. Die erlebten Eindrücke beeinflussen unsere Gedanken, mischen sich in meine Gefühle und bestimmen meine Bilder und Vorstellungen von Liebe und Sexualität. Auf diesem Hintergrund kann man sagen, dass der Orgasmus, der Höhepunkt der Lust, nicht in erster Linie in Glied und Scheide erlebt wird, sondern im Kopf. Darum bestimmen unsere Gedanken die Erregung, darum bestimmen unsere Vorstellungen den Orgasmus. Wer das verstanden hat, kann sich erklären, warum in der Ehe Störungen im körperlich-sexuellen Kontakt stattfinden.

Der Höhepunkt der Lust findet zuerst im Kopf statt.

Hinweis 3: Mythen, Vorurteile und Irrtümer blockieren das eheliche Zusammenleben

Beglückende sexuelle Beziehungen in Ehe und Partnerschaft sind der Wunschtraum aller Paare, die den Bund fürs Leben geschlossen haben. Nun gibt es aber eine Reihe Vorurteile, Mythen und Irrtümer, die das eheliche Zusammenleben blockieren. Mythen sind sagenhafte und erdichtete „Wahrheiten“, die wir für real halten. Wir können auch von „Lebenslügen“ sprechen. Einige handfeste Irrtümer halten sich standfest in Hirnen und Herzen der Menschen.
In Seelsorge und Beratung sind mir in den vergangenen Jahren eine Reihe solcher Vorurteile und Irrtümer als Probleme vorgestellt worden:

Irrtum 1: Die wichtigsten Sexualorgane sind Glied und Scheide

So stellen sich die meisten das vor. Und doch stimmt dieses Vorurteil nicht. Wie Mann sein und Frau sein erlebt werden, wie sexuelle Reize wahrgenommen, zugelassen, verarbeitet und ausgedrückt werden, ist keine Sache von Glied und Scheide. Die Hauptsexualorgane sind *Werkzeuge*, sie führen im Wesentlichen kein Eigenleben.
Was ist das wichtigste Sexualorgan?
Es sind weder das männliche Glied noch die Scheide der Frau, sondern das Gehirn. Es ist die Zentrale, die sexuelle Reize aufnimmt, weiterleitet und sexuelles Begehren schafft. Vom Gehirn werden die Sexualhormone dirigiert. Von ihm gehen die meisten Nervenim-

pulse aus, die Glied und Scheide erregen. Sexualität ist also nicht in erster Linie eine Sache des Unterleibes, sondern eine Sache des Kopfes. Der Orgasmus wird in erster Linie im Kopf erlebt. Was im Kopf bzw. im Gefühl nicht positiv erlebt wird, spielt sich auch nicht positiv in Glied und Scheide ab. Gedanken, Erwartungen, Vorstellungen, Ängste und Befürchtungen bestimmen nachhaltig das sexuelle Empfinden und das Erleben des Menschen. Wir müssen begreifen, dass die primären Geschlechtsmerkmale lediglich als Werkzeuge fungieren. Sie stehen im Dienst der Persönlichkeit. Dieser Ansatz ist bestimmend für jegliche Therapie und die Seelsorge.

Irrtum 2: Wenn Frauen und Männer biologisch richtig aufgeklärt sind, kann die körperliche Liebe nicht schief gehen.

Ein gewaltiger Irrtum. Noch niemals in der Weltgeschichte hat es so viel sexuelle Aufklärung gegeben wie heute. Seit Jahrzehnten wird der Markt überschwemmt mit Büchern, Bildern, Artikeln und Sex-Handbüchern, die oft einer Sammlung von „Kochrezepten" gleichen. (Wie mache ich es? Wie bringe ich's? Wie gewinne ich eine Medaille auf dem Feld des sexuellen Leistungssports?)

Die Berichte in Zeitschriften, Magazinen und Illustrierten über „Sexpraktiken" und über „sexuelle Techniken" haben mehr Leuten geschadet als geholfen. Es geht eben nicht um Techniken, sondern um Liebesbeziehungen. Technik ohne Liebe ist wie ein Auto ohne Motor.

Auch die Störungen im körperlich-sexuellen Bereich haben nicht abgenommen. Sie haben deutlich zugenommen. Die Aufklärung hat die zentralen Auslöser für körperlich- sexuelle Funktionsstörungen nicht erfasst. Es geht nicht in erster Linie um Erklärungen für biologische Zusammenhänge. Sie sind selbstverständlich nicht unwichtig.

Aber die körperlich-sexuelle Harmonie ist keine Frage der Biologie, auch keine Frage der Technik. Sie ist eine Frage der Übereinstimmung der Herzen. Sie ist eine *Beziehungsfrage.*

Das wichtigste Sexualorgan ist das Gehirn.

Die Spielarten der sexuellen Liebe sind der Fantasie der beiden Ehepartner überlassen. Nur eine biblische Regel, die Altes und Neues Testament charakterisieren, ist der Maßstab für die Praxis der beiden: „Jesus antwortete: ‚Liebe den Herrn, deinen Gott, von ganzem Herzen und ganzem Willen und mit deinem ganzen Verstand. Dies ist das größte und wichtigste Gebot.' Das zweite ist gleich wichtig: ‚Liebe deinen Mitmenschen, wie dich selbst.' In diesen beiden Geboten ist alles zusammengefasst, was das Gesetz und die Propheten fordern" (Matthäus 22, 37-40).
Wo die seelische Gleichstimmung und das Einssein in der Liebesgestaltung fehlen, da gibt es sexuelle Funktionsstörungen. Glied und Scheide sind in der Regel völlig intakt. Es handelt sich in den meisten Fällen eben *nicht* um Organstörungen, sondern um Funktionsstörungen. Der Sexualforscher Dr. Wendt beschreibt das so: „Insofern stellt sich die Therapie sexueller Funktionsstörungen in etwa 95% aller Fälle als ein psychologisches Problem dar und nicht als ein medizinisches."[4]
Die sexuelle Liebe gibt es sowieso nicht. Wir Menschen bleiben in dieser Hinsicht Originale Gottes. Keine zwei Menschen lieben gleich. Vererbung, Sozialisation und gemachte Erfahrungen bestimmen unsere Einstellung zur Sexualität.

Irrtum 3: Nur der Glied-Scheide-Verkehr ist richtig und erfüllend.

Der Orgasmus stellt den absoluten Gipfel- und Lösungspunkt sexueller Erregung dar. Es handelt sich um einen psychophysischen und neuromuskulären Spannungs- und Entladungsvorgang. Die Muskelkontraktionen erfolgen beim Mann hauptsächlich im Penisschaft, aber auch die Prostata und die Harn- und Samenzuleitung werden mitbeeinflusst. Bei der Frau verläuft die Haupterregung im vorderen Scheidenraum. Aber auch in der Gebärmutter. Je nach Stärke des Orgasmus gehen dabei Muskelkontraktionen vom Genital- in den Beckenbereich auch auf den ganzen Körper über. Dr. H. Wendt: „Bei der Frage, welchen Körperteil es zu stimulieren gilt, um den Orgasmus auszulösen, stößt man auf den uralten Streit, der schon viele Frauen und Männer verunsichert hat, ob man die Scheide reiben oder den Kitzler reiben soll, um zum *richtigen* Orgasmus zu kommen. In den Köpfen vieler Männer und Frauen lebt nämlich noch immer das Märchen, dass es nur den einen richtigen Orgasmus gibt, der allein durch das Hin- und Herbewegen des Penis in der Vagina ausgelöst wird. Anders ausgelöste Orgasmen seien minderwertig, unreif oder gar pervers. Es gibt nur *eine* Art des Orgasmus, so unterschiedlich dieser auch immer von verschiedenen Frauen und in verschiedenen Situationen erlebt werden kann. Und bei dieser *einen* Art des Orgasmus spielt die Reizung der Klitoris als Auslöser für den Orgasmus eine überragende Rolle.“[5]

Hinzu kommt, dass die Scheide, vor allem im hinteren Bereich, so gut wie völlig unempfindlich ist. Der Irrtum geht auch auf Siegmund Freud zurück, der den Scheidenorgasmus mit menschlicher Reife verknüpfte. Viele Christen, die beim Glied-Scheide-Verkehr nicht zum Orgasmus kommen, reagieren häufig mit völlig unangebrachten Schuldgefühlen.

Irrtum 4: Nur der Glied-Scheide-Verkehr ist biblisch legitim.

Auch dieser Gedanke hat sich in vielen Köpfen und Hirnen der Christen eingenistet. Für dieses Vorurteil gibt es viele Gründe. Vielfach rührt es ursprünglich daher, dass nur der sexuelle Verkehr erlaubt war, der die Kinderzeugung zum Ziel hatte. Die Enzyklika „Caspi Connubii“ von Papst Pius XI., die 1930 veröffentlicht wurde, brachte in die katholische Kirche die ersten vorsichtigen Veränderungen. Zwar behauptet darin Papst Pius XI. noch: „Der eheliche Akt wurde von der Natur vornehmlich zur Zeugung von Kindern bestimmt.“ Doch durch die Erkenntnisse der Forscher Knaus und Ogino, die die unfruchtbaren Tage der Frau genau bestimmten, konnte dieser Papst auch die „sekundären Ziele“ der gegenseitigen Liebe bejahen, sodass Eheleute „straflos“ handelten, wenn sie sich ohne Kinderwunsch körperlich-sexuell vereinigten. Noch Zinzendorf, den ich verehre, vertrat die Meinung, dass die Geschlechtslust böse und der Geschlechtsverkehr „nichts als eine feeische Brunst“ sei. Er strebte die „Austilgung der Lust“ beim ehelichen Geschlechtsverkehr an.[6]

Ein anderer Grund wurde mir in der Beratungspraxis offenbar. Viele junge Christen, die *rein* in die Ehe gehen wollten, praktizierten ausschließlich Petting. Das so genannte „Jungfernhäutchen" blieb intakt. Beide berührten sich an den Geschlechtsorganen bis zum Orgasmus. Die meisten behielten in der Ehe diese Praktik bei und reagierten mit einem schlechten Gewissen. Sie hielten und halten den *richtigen* Verkehr über Glied und Scheide für den biblisch legitimen.

Liebe hat viel mit Fantasie zu tun.

Dass das „Ein-Fleisch-Werden" von Mann und Frau nicht nur auf den Glied-Scheide-Verkehr beschränkt ist, versteht sich von selbst. Gott sei Dank – das ist wörtlich zu verstehen – gibt es in der Bibel keine konkreten Hinweise, wie genau die sexuelle Liebe zwischen Mann und Frau zu geschehen hat. Die Grundeinstellung der Liebe wird allerdings überall vorausgesetzt. Zwei Menschen, die sich in der Ehe lieben und begehren und die keine Praktiken *gegen* den anderen durchsetzen wollen, sind in den Liebesspielarten frei.

Irrtum 5: Der vorgetäuschte Orgasmus hält unsere Ehe aufrecht.

Es sind überwiegend Frauen davon betroffen, die ihrem Partner den Orgasmus vorspielen. Sie nennen viele Gründe, warum sie ihre sexuellen Gefühle kaschieren.

- Sie wollen für keine schlechte Sexualpartnerin gehalten werden.
- Sie wollen ihrem Mann im biblischen Sinne untertan sein und ihre eigenen Wünsche und Bedürfnisse zurückstellen.
- Sie haben Angst, gedemütigt, abgelehnt und zurückgestoßen zu werden.
- Sie glauben, das Selbstbewusstsein des Partners zu stärken, wenn sie den Orgasmus heucheln.
- Sie glauben ernsthaft, die Harmonie der Ehe zu retten, wenn sie dem Partner Orgasmen vortäuschen.

Was ist an dieser Einstellung falsch?

Wer Orgasmen vortäuscht, belügt und betrügt seinen Partner. Paulus ruft uns Christen, auch uns Eheleuten, zu: „Hört also auf zu lügen und betrügt einander nicht; denn wir sind alle Glieder am Leib Christi" (Epheser 4,25). Die Lüge unter Eheleuten ist ein gefährlicher Vertrauensbruch. Das Einssein ist gestört, das Ein-Fleisch-Sein kann nicht funktionieren. Hinzu kommt, dass der Ekel das Gefühlsleben der Frau heimsucht. Die sexuelle Begierde ist tot. Der Mann spürt, dass der Wunsch, mit dem anderen innerlich innig körperlich verbunden zu sein, nicht vorhanden ist. Die Abwehr gegen körperlich sexuelle Kontakte verstärkt sich und eines Tages bricht das Lügengebäude zusammen. Und das Wichtigste: Lügen verhindern ein offenes Gespräch über eheliche Defizite. Sie blockieren die Heilung ehelicher Konflikte.

Das Pauluswort regt zu einigen Denkanstößen an

Denkanstoß 1: Gibt es ein Recht auf Geschlechtsverkehr?

Sind die Eheleute „verpflichtet", sexuell füreinander da zu sein?
Unterschreiben die Verheirateten mit der Trauung auch „die schuldige Pflicht" alle sexuellen Bedürfnisse zu erfüllen?
Zwei Lebenspartner verbindet offensichtlich mehr als Geschlechtsverkehr. Liebe im Vollsinn des Wortes beinhaltet aber auch die sexuelle Befriedigung und Erfüllung.
Paulus spricht in 1. Korinther 7, 3 von „schuldiger Pflicht". Die Elberfelder Bibel formuliert: „Der Mann leiste der Frau die eheliche Pflicht."
Darf sich der Mann auf dieses Recht beziehen? Kann er die „schuldige Pflicht" einfordern. Darf er seinen Ehepartner unter Druck setzen? Ist es ihm erlaubt, diese „Pflicht" zu erzwingen? Kann er sie rechtlich durchsetzen?
Die „ehelichen Pflichten" sind ins Bürgerliche Gesetzbuch aufgenommen worden. In der Vergangenheit hat es viele Männer gegeben, die sich dieses Recht erkämpfen wollten. Drei Anmerkungen zu dieser Frage.

Anmerkung 1: Wer heiratet, sagt auch ja zum gemeinsamen Geschlechtsverkehr

Die sexuellen Beziehungen sind von Gott gewollt, schöpfungsgemäß und runden die erfüllte Ehe ab. Wer in die Ehe geht und einseitig auf Geschlechtsverkehr verzichtet, verfehlt die Ehe. Ehe ohne Geschlechtsverkehr ist eine Zielverfehlung. Es sei denn, *beide* Partner sind vor der Ehe übereingekommen, auf diese Intimbeziehung zu verzichten. Entscheidend ist, dass *beide gemeinsam* diese Einschränkung bejahen.

Wer sich dem Partner dauerhaft entzieht, macht sich schuldig.

Anmerkung 2: Wer sexuelle Störungen in der Ehe hat, ist zur Behandlung verpflichtet

Zwei Eheleute sind „ein Fleisch" geworden. Sie gehören ganzheitlich zusammen. Zur ganzheitlichen Liebe gehört auch der Geschlechtsverkehr. Treten Störungen auf, sind beide verpflichtet, daran zu arbeiten. Die „schuldige Pflicht", die Paulus betont, schließt diese Bereitschaft ein. Nicht umsonst spricht Paulus von der teuflischen Versuchung, wenn einer oder beide sich nicht enthalten können.

Die Sünden in Gedanken und in der Fantasie sind schwerwiegend. Dem Ehebruch sind Tür und Tor geöffnet. Sexuelles Unbefriedigtsein verleitet dazu – besonders den Mann –, sich Bilder in Zeitschriften und Büchern, erotische und sexuelle Filme einzuverleiben. Die Sünden des einen sind Sünden des anderen. Die Ein-Fleisch-Gemeinschaft verbietet es, einen Partner mit sexuellen Frustrationen allein zu lassen.

Anmerkung 3: Die juristische Position heute

Im Sommer 1995 brachte die Zeitschrift „Hör zu" einen Beitrag, der die heutige juristische Situation beleuchtet. Der Beitrag war überschrieben: „Gibt es ein Recht auf Geschlechtsverkehr in der Ehe?" In dem Beitrag hieß es: „Mann und Frau haben den Geschlechtsverkehr nicht ‚teilnahmslos' oder ‚widerwillig', sondern in Zuneigung und Opferbereitschaft zu vollziehen. So urteilte im Jahre 1967 der Bundesgerichtshof in Karlsruhe. Die eheliche Lebensgemeinschaft umfasst auch heute noch die Verpflichtung zum Beischlaf – jedenfalls nach BGH IV – ZR 239/65.

Doch wenn der Ehepartner nicht mehr will, kann sich der Verschmähte den Gang zum Kadi sparen: Deutsche Gerichte lassen keine Klagen mehr zu, die das Recht auf Sex in der Ehe zum Gegenstand haben. Grund: Das Thema ist zu privat und zu peinlich, um Urteile zu fällen."[7]

Der Bundesgerichtshof hat völlig Recht, der Geschlechtsverkehr kann nicht erzwungen und Liebe kann nicht befohlen werden. Die körperliche Intimität setzt ein intaktes Vertrauensverhältnis voraus. Der Rechtsstandpunkt ist heute eindeutig. Klagen und Beschwerden vor Gericht sind zwecklos.

Und doch: Paulus hat einen Maßstab gesetzt, der für alle Ehen grundlegend ist. Wer sich *herausredet,* sich *drückt,* sich *weigert,* sich *dem Partner entzieht,* versündigt sich am Ehegefährten und an der Ehe und an Gott, der sexuelle Beziehungen an das Zusammenleben in der Ehe gebunden hat.

Denkanstoß 2: Wer heiratet, verliert die Verfügungsgewalt über seinen Körper

Das jedenfalls behauptet der Direktor eines „Family life Seminar" Pastor Dr. Tim LaHaye. Er schreibt in einem Buch:

„Hier wollen wir nun die vier zentralen Sätze der ehelichen Liebe umreißen:

- Mann und Frau haben sexuelles Begehren und Triebe, die in der Ehe erfüllt werden sollen.
- Wenn jemand heiratet, verliert er die Verfügungsgewalt über seinen Körper an seinen Ehepartner.
- Die Partner dürfen sich dem sexuellen Begehren des anderen nicht versagen.
- Der eheliche Liebesakt wird von Gott gutgeheißen."[8]

Nicht nur der Mann hat ein Verfügungsrecht über den Leib des anderen. Auch die Frau hat die gleichen Rechte, die gleichen Möglichkeiten. Nicht der Mann hat das Sagen, besitzt allein das Initiativrecht, darf bestimmen, wann, wo und wie die Eheleute verkehren. Der Frau billigt Paulus – ohne Einschränkung – die gleichen Möglichkeiten zu. Diese Freiheit ist einmalig und wird durch das Gebot „Die Frau soll dem Manne untertan sein" in keiner Weise eingeengt.

Denkanstoß 3: Benutzen Sie sexuelle Kontakte nicht als Waffe oder Belohnung

Auch die Sexualität des Menschen kann *benutzt* werden. Geschlechtsverkehr kann den Eheleuten als Mittel zum Zweck dienen. Die Beratungspraxis zeigt, dass sexuelle Beziehungen als Waffe, als Belohnung, als Mittel zur Erpressung, als Mittel zur Versöhnung und als Racheakt eingesetzt werden können. Diese Verhaltensmuster können bewusst oder unbewusst praktiziert werden.

Mir stehen Gespräche mit einem Mann vor Augen, der glaubte, nicht in der Lage zu sein, sich zu entschuldigen. Er war zu stolz, Fehler einzugestehen. Es war ihm unmöglich, Schwächen und Blößen zuzugeben. Er benutzte sexuelle Beziehungen als „Radiergummi“, als Mittel zur Vergebung. Wenn die Partnerin einwilligte, war die Welt für ihn wieder in Ordnung. Da die Ehefrau Streit und Disharmonie nicht ertragen konnte, kam sie immer wieder zu ihm, wenn auch mit verletzten Gefühlen.

Die Bestsellerautorin Marabel Morgan schrieb in einem Buch: „Gebrauchen Sie Sex nicht als Waffe oder als Belohnung, oder wie die Bibel sagt: ‚Entzieht euch einander nicht!‘ (1. Korinther 7, 5). Gott verstand die Frauen. Er wusste, dass sie wahrscheinlich den kostbaren Besitz der Sexualität dazu benutzen würden, um die Männer zu manipulieren, und warnte sie davor, sie zu rationieren … Den Intimumgang in der Ehe vorzuenthalten, ist eine Form der Bestrafung, die die ehelichen Beziehungen zerstören kann … Guter Sex ist ein Muss für eine gute Ehe. Bei einem ehrlichen, offenen Bemühen werden sie die sexuellen Freuden, die ihnen zugedacht sind, immer mehr kennen lernen.“[9]

Was Marabel Morgan schreibt, gilt selbstverständlich auch für Männer. Beide Seiten verstehen es in der Tat, den „kostbaren Besitz der Sexualität“ in Dienst zu stellen und den Partner zu manipulieren.

Denkanstoß 4: Die sexuelle Gemeinschaft verlangt eine Liebesgemeinschaft

Sexuelle Beziehungen sollten das Ergebnis einer Liebesgemeinschaft sein. Gott hat den Sexualtrieb als seine Schöpfung bejaht. Die Praxis der sexuellen Liebe ist an die Ehe gebunden. Die Ein-Fleisch-Gemeinschaft ist eine Liebesgemeinschaft. Die Sexualität führt kein Eigenleben und kann von der Liebesgemeinschaft nicht getrennt werden.

Zwei Menschen, die sich ganzheitlich beglücken wollen, die seelisch, geistig und körperlich eins sind, erleben auch eine sexuelle körperliche Erfüllung. Werden die seelischen, geistigen und geistlichen Bereiche der Eheleute allerdings getrübt, gewinnen Störungen und Schwierigkeiten im Zwischenmenschlichen die Überhand, werden automatisch die körperlich sexuellen Beziehungen in Mitleidenschaft gezogen.

Der Vater der Eheforschung in Europa, Dr. Theodor Bovet, hat es abgelehnt, von „körperlichen Beziehungen" zu sprechen, weil das Körperliche nur ein Aspekt ist, der den Geschlechtsverkehr berührt. Es geht um das Eins-sein zweier Personen. Darum gilt unmissverständlich festzuhalten:

- Sexuelle Probleme sind zwischenmenschliche Probleme.
- Sexuelle Probleme sind Störungen der Paarbeziehung.
- Sexuelle Abneigung spiegelt in der Regel eine Abneigung im Zusammenleben wider.

Nicht die Sexualorgane sind gestört, sondern die beiden Herzen sind aus dem Tritt geraten. Nicht die Sexualorgane und ihre Funktionen müssen behandelt werden, sondern die eheliche Beziehung.

Körperlich sexuelle Beziehungen in der Ehe

Ein Selbsterforschungsfragebogen

	stimmt nicht	stimmt
Ich habe Angst zu versagen.		
Ich habe Angst, der Partner bleibt unzufrieden.		
Ich habe kein Interesse an Sex.		
Ich fühle mich ausgenutzt.		
Ich habe Angst, der Partner bestimmt alles.		
Ich habe Angst, ich genüge dem Partner nicht.		
Ich kann schlecht abschalten.		
Ich habe Angst, dass die Kinder stören.		
Ich mag meinen Körper nicht.		
Ich habe Angst, die Wünsche des Partners nicht erfüllen zu können.		
Ich habe Angst, den Partner zu verlieren.		
Ich habe Angst, dass wir uns nicht „richtig" sexuell lieben.		
Ich habe Angst, den Höhepunkt nicht zu schaffen.		
Ich bin oft wütend auf den Partner.		
Ich beobachte mich stark beim Verkehr.		
Ich fühle mich oft nach dem Verkehr depressiv.		
Ich habe Angst, dass die Erregung abbricht.		
Ich habe Angst vor einem Kind.		
Ich habe Angst, der Samenerguss kommt zu früh.		
Ich habe Angst, meine wirklichen Wünsche auszusprechen.		
Ich habe Angst, mich dem Partner zu verweigern.		
Ich habe Angst, hoffnungslos zu sein.		
Ich habe Schuldgefühle, Reizwäsche zu tragen.		
Ich habe Angst, sexuell den Anfang zu machen.		

Hinweise für den Selbsterforschungsfragebogen

- Es ist hilfreich, wenn jeder Ehepartner den Bogen für sich ausfüllt.
- Tauschen Sie nach dem Ausfüllen Ihren Bogen aus und lassen dem Partner Zeit, sich gründlich mit Ihren Antworten zu beschäftigen.
- Stellen Sie nur Fragen an den Partner. Lassen Sie alle Rechtfertigungen, alles Verteidigen und Richtigstellen sein.
- Führen Sie keinen Streit!
- Fragen Sie, wie dieses oder jenes gemeint ist.
  „Wie hast du das gemeint?"
  „Habe ich dich richtig verstanden, dass du mit der Antwort sagen willst ..."
  „Kannst du mir helfen, wie du jene Antwort gemeint hast?"
- Sind Antworten auf dem Fragebogen, die Sie bisher Ihrem Partner verschwiegen haben?
- Sind Sie bereit mit ihm offen darüber zu reden?
- Hat Ihr Partner alle Antworten, die Sie gegeben haben, gewusst, oder bleiben für ihn Fragen offen?
- Welche Schwierigkeiten, die Sie beide erkannt haben, wollen Sie gemeinsam verändern?
- Welche Antworten und deren Hintergründe verstehen Sie selbst nicht?
- Sind Sie bereit mit einem Fachseelsorger oder Berater über Ihre Probleme zu sprechen?

Strategie 4: Beziehungskiller meistern

Die Wege der Ehe sind mit „Beziehungskillern" gepflastert, wenn beide Partner sich keine Mühe geben, sie zu erkennen und zu umgehen. Wer eine Ehe beginnt, sollte Ehe-Crash-Kurse besuchen, oder Übungen absolvieren, die das Schleudern oder Schlingern vermeiden.

Ehe ist Gehilfen- und Gefährtenschaft. Beide Partner spielen perfekt zusammen, und zwar positiv und negativ. Aus der Seelsorge und der Beratungspraxis möchte ich einige solcher Beziehungskiller beschreiben. Die Reihenfolge charakterisiert nicht den Schweregrad der Beziehungsschwierigkeit.

Eine Ehe eingehen, bedeutet auch, Verantwortung zu übernehmen.

Beziehungskiller in der Ehe

Killer 1: Der Verantwortung ausweichen

Als Gott den Menschen schuf, hat er dem Mann eine Gehilfin gegeben, ein Gegenüber und keine Sklavin. Die Gehilfin ist keine Befehlsempfängerin, keine Marionette und kein Wesen, das bedingungslos gehorcht und keine Mitverantwortung übernimmt. Ehe heißt: *Beide* tragen Verantwortung für die Ehe, für das Haus und für die Familie. *Beide* ergänzen sich, sind füreinander da, und zwar in Freud und Leid, wie sie es vor dem Traualtar versprochen haben. Verantwortungslosigkeit eines Partners produziert Reibung, Bitterkeit und innere Distanz, sie schafft Unzufriedenheit, fördert Vorwürfe und Kritik. Einer fühlt sich ausgenutzt und ausgebeutet. Die Liebesgemeinschaft ist immer auch eine Verantwortungsgemeinschaft.

Killer 2: Misstrauen praktizieren

Ein gefährlicher Feind der Ehe ist Misstrauen. Der Misstrauische kann nicht leben. Er bleibt auf Distanz. Er kann sich nicht hingeben. Sich auszuliefern, fällt ihm schwer. Die körperliche Intimität schläft ein. Besonders die Frau reagiert schnell mit Frigidität, mit Geschlechtskälte, mit Abwehr.
Misstrauen zerstört die Liebesbeziehung. Der Weg zum Herzen des anderen ist blockiert. Die Vorbehalte gegen den Partner stören das Miteinander. Misstrauen – es kann bewusst oder eingebildet sein – zerstört die Harmonie. Der Misstrauische hat Angst, wird von Befürchtungen heimgesucht, liegt auf der Lauer und findet überall Beweise seines zerstörerischen Misstrauens.

Wer sich schweigend zurückzieht, riskiert die Beziehung.

Killer 3: Schweigsam werden

„Die Ehe ist ein fortwährendes Gespräch", schrieb der Philosoph Friedrich Nietzsche. Das sind goldene Worte. Eine schweigsame Ehe ist wie ein Gewässer, in dem lautlos die Krokodile leben. Die Oberfläche des Wassers ist ruhig und glatt. Unter der Oberfläche lauern Gefahren. Schweigen ist ein Verhaltensmuster, das Kinder und Heranwachsende vor Jahren trainiert haben. Schweigen ist Selbstschutz und kann zur Waffe werden.
Mit Schweigen ist oft Rückzug verbunden. Ein Partner flieht in die Arbeit, in die Geschäftigkeit, in Krankheit, in die Gemeindearbeit und ist fünfmal in der Woche abends unterwegs. Schweigen ist ein liebloser Beziehungskiller. Es kann den Partner wütend und aggressiv machen. Die Hilflosigkeit des Gegenübers wandelt sich in Aggression oder Depression und ruft unter Umständen schwere psychosomatische Störungen hervor. „Als ich es wollte verschweigen, da verschmachteten meine Gebeine ..." (Psalm 32, 3). Der Schweiger hat seine Probleme in den Körper verlagert und spricht mit seinen Organen.

Killer 4: Recht haben wollen

Unzählige haben es am eigenen Leib erfahren. Der Rechthaber unterdrückt den anderen. Er weiß alles und weiß alles besser. Oft hat er die Argumente auf seiner Seite. Er nagelt den anderen fest. Das Gegenüber ist machtlos und hilflos. Es schreit los, tobt und schlägt, um sich Luft zu machen. Dieses Verhaltensmuster erklärt der Rechthaber wiederum für hysterisch und krankhaft. Der Rechthaber – und das gilt für Männer und Frauen – ist ein Tyrann. Er will überlegen sein, will herrschen und den Ton angeben. Recht haben ist das krasse Gegenteil zur Liebe. Die Gleichwertigkeit und Gleichwürdigkeit von Mann und Frau werden unterlaufen. Jesus geht mit der Rechthaberei hart ins Gericht, wenn er formuliert: „Ihr seid's, die ihr euch selbst als gerecht hinstellt vor den Menschen; aber Gott kennt eure Herzen" (Lukas 16, 15).

Killer 5: Dem anderen die Schuld in die Schuhe schieben

Dieses beliebte Verschiebespiel ist uralt und beinhaltet eine böse Killermethode. Schon die ersten Menschen im Paradies haben es erfolgreich praktiziert. Beide reden sich nach dem Sündenfall heraus. Beide halten ihren Kopf nicht hin. Beide waschen sich rein.

Die Selbstrechtfertigung ist ein teuflisches Übel. Gegen diese Ursünde ist Jesus in die Welt gekommen, um uns zu rechtfertigen. Wer an ihn glaubt und für seine Sünde eintritt, der wird gerechtfertigt. Bis heute ist die Schuldverschiebung ein beliebter Beziehungskiller, der besonders die eheliche Gemeinschaft zerstört. Ehepartner suchen Ausreden, fliehen in Ausflüchte, benutzen Rationalisierungen und schieben dem anderen die Hauptschuld zu. Die Bibel untersagt uns dieses ungeistliche Verhaltensmuster. Wie reagiert David auf seine Sünde? „Sieh' doch *mein* Elend an und *meine* Not! Vergib' mir *meine* ganze Schuld!" (Psalm 25, 18). Das ist der Weg, der Beziehungskiller heilt.

Die Facetten der Eifersucht:

Ein Mann ist eifersüchtig auf ...
– den Mann, der nett zu seiner Frau ist;
– den Chef, der seiner Frau eine Karriere ermöglicht;
– auf seine Frau, die es beruflich weitergebracht hat.

Eine Frau ist eifersüchtig auf ...
– ihren Mann, weil er überall so beliebt ist;
– das Gewehr ihres Mannes, der damit viele Wochenenden auf die Jagd geht;
– auf den Hund ihres Mannes, der mehr gestreichelt wird als sie.

Killer 6: Eifersüchtig reagieren

Ein Quäntchen Eifersucht ist normal. Die meisten Liebespaare kennen dieses Gefühl. Starke Eifersucht ist ein Spaltpilz für die Ehebeziehung. Jeder kennt das Sprichwort: „Eifersucht ist eine Leidenschaft, die mit Eifer sucht, was Leiden schafft." William Shakespeare nannte die Eifersucht „das grünäugige Ungeheuer".
Eifersucht macht unzufrieden, lähmt die Liebesgefühle, engt den Partner ein, will ihn besitzen und kontrollieren. Eifersucht hat in der Tat viele Gesichter. Sie fördert Kampf und Auseinandersetzungen, wie Paulus es formuliert: „Denn solange Eifersucht und Streit unter euch herrschen, seid ihr da nicht fleischlich gerichtet und wandelt wie Menschen gewöhnlichen Schlages?" (1. Korinther 3, 3).

Killer 7: Intoleranz

Intoleranz oder Unduldsamkeit ist ebenfalls ein hässlicher Beziehungskiller. Partnerschaft lebt von Kompromissen. Zwei verschiedene Menschen, die verschiedene Erziehungshintergründe aufweisen, müssen nachgeben können, müssen auf bestimmte Bedürfnisse und Forderungen verzichten können. Wer sich nicht anpassen will, wer Zugeständnisse ablehnt, wer ohne Rücksicht auf den anderen leben will, riskiert eine Ehekrise. Intoleranz ist wie eine lebensgefährliche Kurve, aus der beide leicht herausgetragen werden können. Intoleranz beinhaltet im hohen Maße Egoismus. Der Intolerante übt Zwang und Druck aus. Intoleranz ist Gift für die Partnerschaft. Intoleranz beinhaltet Liebes- und Konfliktunfähigkeit. Der Intolerante sucht eine Sklavin, aber keinen Partner. Im „Hohen Lied der Liebe" beschreibt Paulus die Einstellungs- und Verhaltensmuster des wahrhaft Liebenden: „Wer liebt, ist geduldig und gütig. Wer liebt, der ereifert sich nicht, er prahlt nicht und spielt sich nicht auf" (1. Korinther 13, 4).

Killer 8: Ehebruch praktizieren

Es gibt einen „geistigen Ehebruch", der nie körperlich vollzogen wird.

Der bereits erwähnte Theodor Bovet hat ein treffendes Wort über den Ehebruch formuliert: „Wo Ehebruch stattfindet, ist immer eine brüchige Stelle in der Ehe." Ehebruch kommt nicht aus heiterem Himmel. In der Regel ist Ehebruch ein *Prozess.* Die Beziehungen sind erkaltet, ohne Reiz, ohne Zusammenhalt, ohne Wärme und ohne Liebe. Mann oder Frau, die sich einsam, verlassen oder unglücklich fühlen, sind für Verführungen empfänglich oder suchen sie direkt. Die „brüchige Stelle" wird offenbar.

Den Ehebruch gibt es nicht. Es gibt viele Motive und Gründe für den Bruch in der Lebensgemeinschaft.

Der amerikanische Theologe und Berater John Sandford spricht vom „geistigen Ehebruch". Sandford vertritt die Auffassung, dass unter Christen im Regelfall einem körperlich vollzogenen Ehebruch ein geistiger Ehebruch vorausgegangen ist.

Kennzeichen eines „geistigen Ehebruchs"

- **Wenn eine verheiratete Person einem anderen Menschen etwas erzählt, was sie zuerst oder ausschließlich ihrem Ehepartner hätte anvertrauen müssen.**
- **Wenn ein Ehepartner zulässt, dass seine Gedanken, Vorstellungen und Wünsche sich mit einem Menschen des anderen Geschlechts über Gebühr beschäftigen**
- **wenn ein Ehepartner sein Herz öffnet und sich für Komplimente, schmeichelhafte und anzügliche Anmache-Tricks zur Verfügung stellt**
- **wenn ein Ehepartner alles daransetzt, um die Zustimmung eines Menschen des anderen Geschlechts zu gewinnen.**

Wer diese Einstellungen bejaht und fördert, rutscht in der Regel in praktizierten sexuellen Ehebruch hinein. Und zweifellos ist Ehebruch ein schwerer Beziehungskiller.

So meistern Sie Beziehungskiller

LIEBE BEDEUTET:
- **Ich sage ja zu dir.**
- **Ich bekenne mich zu dir.**
- **Ich akzeptiere dich in guten und bösen Tagen.**
- **Ich bejahe deine Eigenarten und Gewohnheiten.**
- **Ich will dich nicht umerziehen und manipulieren.**
- **Ich liebe dich mit glatter Haut und auch mit Falten.**

Was können die Partner tun? Wie erkennen und umfahren sie die gefährlichen Hindernisse?

Tipp 1: Sie überprüfen Ihre Motive!

- Was will der *Rechthaber* mit seiner Besserwisserei erreichen?
- Welche Motive unterstützen seine tyrannischen Verhaltensmuster?
- Was will der *Schweiger* mit seiner Praxis bezwecken?
- Fühlt er sich erdrückt? Will er den Partner bestrafen oder auf Abstand bringen?
- Was drückt der *Eifersüchtige* mit seinen Vorwürfen aus?
- Will er den Partner *besitzen, kontrollieren*, ihn *an sich binden*?

Jeder, der sich bei den genannten Beziehungskillern ertappt, kann seine Motive ins Licht heben. Das *Erkennen* von Motiven ist der erste Schritt zur Veränderung. Ohne Einsicht keine Veränderung. Wer die Fehlverhaltensweisen nicht als solche erkennt und bejaht, lässt alles beim Alten. Die Bibel bringt es auf den Punkt: „Der Mensch hält alles, was er tut, für richtig; Gott aber prüft die Beweggründe“ (Sprüche 16, 2).

Tipp 2: Sie verzichten auf falsche Erwartungen!

Viele junge Menschen gehen in die Ehe mit überhöhten Erwartungen:

- „Die Ehe wird uns ein paradiesisches Glück bescheren!“
- „Mein Partner wird mich auf Händen tragen!“
- „Der Partner wird mich glücklich machen!“
- „Wir werden alles gemeinsam meistern!“

Wer überhöhte Erwartungen an den Partner und die Ehe hat, stürzt leicht in Enttäuschung, Hoffnungslosigkeit und Verbitterung. Wer überhöhte Erwartungen hat, glaubt, dass der Partner alles sieht, alles fühlt und alles versteht. Tut er das nicht, ist er lieblos, herzlos und nicht einfühlsam. Solche Erwartungen sind lebensfremd. Sie machen unzufrieden und unglücklich.

Nein, der andere ist *nicht* dazu da, meine Bedürfnisse, meine Wünsche und Erwartungen zu erfüllen. Je realistischer ich die Ehe eingehe, desto erfüllter und zufriedener werde ich. Der andere ist *nicht* dazu da, mich glücklich zu machen. Ich muss ständig etwas dafür tun, damit unsere Beziehung harmonisch und glücklich wird.

Tipp 3: Sie verzichten darauf, sich zu rechtfertigen!

Von einem Wuppertaler Theologieprofessor habe ich den bemerkenswerten Satz gehört: „Der Verzicht auf Rechtfertigung ist der erste Schritt zur Heiligung.“ Selbstrechtfertigung ist vor allem Christen untersagt.

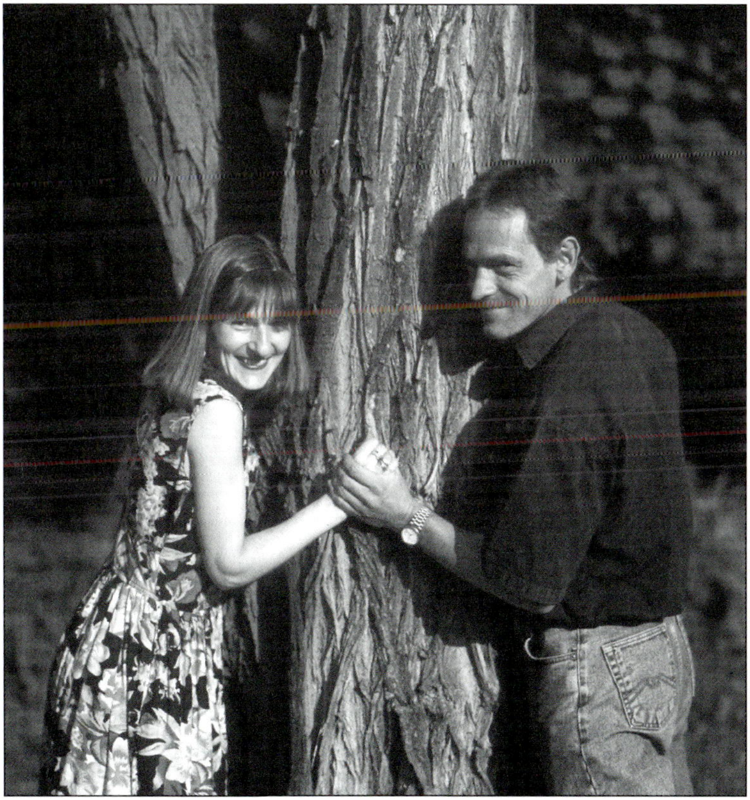

Wie wir besser miteinander reden können:

Sätze mit Rechtfertigung:	So klingt es besser:
„Das siehst du völlig falsch. Wenn du nachdenken würdest, wäre dir das alles klar!"	„Ich höre, was du gesagt hast. Hilf mir, es richtig zu verstehen!"
„Ich habe den Einkauf, den du mir aufgetragen hast, völlig vergessen. Wenn du meinen Stress gehabt hättest, wäre dir das auch passiert."	„Ich habe den Einkauf völlig vergessen, bitte verzeih mir!"
„Ich konnte nicht anders, du hast mich provoziert."	„Ich bin wütend geworden und wollte dir die Schuld in die Schuhe schieben!"

Wer dem Partner die Schuld in die Schuhe schiebt, handelt unpartnerschaftlich und ungeistlich. Er verstärkt den Streit und verschlimmert die ehelichen Konflikte. Bei den Formulierungen ohne Rechtfertigung nimmt jeder die Verantwortung auf sich und redet sich nicht heraus. Beide fragen sich, wie sie gemeinsam einen Konflikt in Gang gesetzt und aufrechterhalten haben. Beide fragen sich, wie sie ihn gemeinsam lösen können.

Tipp 4: Nehmen Sie den Partner an – wie er ist!

Der Begründer der Eheberatung in Deutschland, Dr. Fischer, hat vor Jahren den Satz geäußert: „Ich kann das Wort Liebe nicht mehr hören. Ich möchte es durch ein anderes Wort ersetzen: ‚Ich sage ja zu dir!'"

Liebe leidet in der Tat unter einer babylonischen Sprachenverwirrung. Was junge Menschen und Eheleute alles unter Liebe verstehen, spottet jeder Beschreibung. Liebe ist nicht in erster Linie ein Gefühl, sondern eine *Gesinnung.*

Strategie 5: Krise der Lebensmitte bewältigen

Jede Krise ist auch eine Chance.

Die Lebensmitte spielt für den Durchschnittsmenschen eine größere Rolle, als er wahrhaben will. Wir sprechen gern vom dritten Lebensabschnitt, der etwa bei Männern und Frauen beginnt, wenn sie 40 Jahre alt geworden sind. Bei Frauen kann die Lebensmitte schon mit 35 Jahren beginnen, wenn sie anfangen, innezuhalten, Bilanz zu ziehen und sich zu fragen, wie es weitergehen soll. Männer und Frauen kommen an diese Wendepunkte ihres Lebens – die einen eher, die anderen später. Die Lebensabschnitte gliedern sich – grob gesagt – wie folgt:

- Kindheit, Jugend und Adoleszenz, etwa bis zum 20. oder 25. Lebensjahr,
- das Erwachsenenalter bis zur Lebensmitte, etwa bis zum 40. Lebensjahr,
- die Lebensmitte bis zur Frühpensionierung,
- die jungen Alten bis 70 Jahre,
- das Alter bis zum Tod.

Entscheidend ist, *wie* Männer und Frauen den dritten Lebensabschnitt programmiert haben. Was haben sie getan, um ein *erfülltes* und *sinnvolles* Leben zu führen? Ist der *Wendepunkt* ihres Lebens ein Wegzeichen, das sie zufrieden und ruhig ins Auge fassen? Oder ist der Beginn der Lebensmitte ein Alptraum, vor dem man gern die Augen schließen möchte? Wird die Lebensmitte zur viel beschworenen Krise, die erschüttert, lähmt und Resignation und Hoffnungslosigkeit auslöst? Vieles – bei weitem nicht alles – hat der Mensch in der Hand, diesen Schritt in die Lebensmitte gelassen und problemlos zu wagen.

Krisen sind Lebenshilfen

Wenn wir im Duden nachschlagen, was „Krisen“ beinhalten, lesen wir: Entscheidungssituation, Wende, Höhepunkt, Schwierigkeit, Klemme.

Es gibt Krankheiten, die äußerst krisenhaft verlaufen. Die Krise spiegelt eine Entscheidungssituation wider. Die Krankheit wendet sich zum Guten oder zum Schlechten. Die Krise bringt etwas auf den Höhepunkt. Die zweite Deutung beinhaltet lediglich eine „Schwierigkeit“, eine „Klemme“.

Jede Ehe hat ihre Schwierigkeiten, jede Partnerschaft kennt Klemmen. Es geht nicht richtig vorwärts, es geht nicht ausgesprochen rückwärts. Die Ehekiste sitzt fest. Krisen kommen in den besten Ehen vor. Schwierigkeiten und Klemmen sind menschlich. Krisen sind keine Katastrophen, wie viele Menschen befürchten. Krisen sind Entscheidungshilfen. Man könnte auch sagen: „Ohne Krisen keine Reifung.“

Es stimmt: An Krisen *wachsen* wir, an Krisen *reifen* wir und wir *lernen* etwas für unser Leben.

Fragen in Krisensituationen:

- **Was drücken wir mit Krisen aus?**
- **Welche verborgenen Störungen und Enttäuschungen bringen wir damit zur Sprache?**
- **Sind wir in Sackgassen geraten? Wie haben wir das gemacht?**
- **Was sagen uns Krankheiten?**
- **Was drücken wir mit Nervenzusammenbrüchen, Burnout, Depressionen, innerer Unruhe und Panikattacken aus?**
- **Was drücken wir mit Krisen in der Lebensmitte aus?**
- **Welche Schlüsse ziehen wir aus den aufgezeichneten Schwierigkeiten?**

Die Krise der Lebensmitte ist uralt

Es gibt in der Tat Lebensabschnitte, die jeweils mehr Krisen beinhalten, z. B. die Pubertät. Sie ist ein Lebensabschnitt, in dem der junge Mensch eine enorme Verwandlung erfährt. Aus Kindern werden Heranwachsende, aus Knaben Männer, aus Mädchen Frauen. Innerlich und äußerlich findet eine kleine Revolution statt. Das Kind von gestern wacht auf und ist plötzlich ein anderer Mensch geworden. Die Sexualhormone krempeln Jungen und Mädchen um. Denken, Fühlen und Erleben verändern sich über Nacht. Viele junge Menschen werden mit dieser ganzheitlichen Umwandlung nur schwer fertig. Und es kommt zu den viel zitierten „Pubertätskrisen".

Wie schade, dass so wenig Raum ist zwischen der Zeit, wo man zu jung, und der, wo man zu alt ist.
Charles de Montesquieu

Die Krise der Lebensmitte ist auch kein Begriff, der aus der Luft gegriffen ist. Die Wende um 40 bringt viele Menschen aus dem Gleichgewicht.
Der Dichter der „Göttlichen Komödie", Dante Alighieri, war um die 40, als er sein literarisches Lebenswerk begann. Er schrieb es im 15. Jahrhundert. Schon damals spielte die Krise der Lebensmitte eine große Rolle. In den ersten Versen heißt es bei ihm:
„Gerad' in der Mitte unserer Lebensreise
befand ich mich in einem dunklen Walde,
weil ich den rechten Weg verloren hatte.
Wie er gewesen, wäre schwer zu sagen …"

Die Verlorenheit, die Dunkelheit und Weglosigkeit des Menschen in der Lebensmitte werden beschrieben. Die Schwellenangst, von der viele sprechen, lebt auf. Die Grenze zum Altwerden mit ihren Fragen und Problemen wird deutlich.

Die Krise der Lebensmitte ist eine Anpassungskrise

Untersuchungen und Erfahrungen aus der Beratungspraxis stimmen darin überein, dass viele Männer und Frauen mit ca. 40 Jahren in Krisen geraten.

Sie erleben eine Anpassungskrise
Es fällt ihnen schwer, zu akzeptieren, dass sie nicht komplikationslos so weiterleben können. Neue Lebensbedingungen müssen ins bisherige Lebenskonzept integriert werden. Das Tempo wird verringert. Die Kräfte können nicht mehr problemlos eingesetzt werden. Der gesamte Organismus zeigt erste Ermüdungserscheinungen.

Sie machen eine Sturm- und Drangphase durch
Sie wollen's noch einmal wissen. Mit aller Kraft bäumen sie sich gegen das Nachlassen der Lebenskräfte auf. Viele überschätzen ihre Energien. Sie überfordern ihre Möglichkeiten. Fitnesskurse werden belegt oder Gesundheitsmaßnahmen ergriffen. Die ehemalige Leistungsgrenze muss wieder erreicht werden. Die Attraktivität als Mann und Frau wird getestet. Liebschaften werden gesucht oder akzeptiert, um den eigenen Wert auszuloten.

Sie stellen sich existentiell in Frage
Die kostbaren Lebensjahre sind vorüber gerauscht. Wo sind sie geblieben?

- Was hat das Leben gebracht?
- Welche Ziele sind erreicht worden?
- Welche Pläne und Wünsche müssen begraben werden?
- Wie viel Jahre wurden sinnlos verplempert?
- Welche Chancen blieben ungenutzt?
- Ist es jetzt zu spät für ein existenzielles Wendemanöver?

Der Mann und seine Probleme in der Lebensmitte

Leider neigen viele Männer dazu, die Lebensmitte-Probleme zu *überspielen,* zu *verharmlosen* und zu *verdrängen.* Sie reden stärker mit ihren Organen. Aus der Fülle der Beobachtung habe ich einige Symptome aufgelistet, die gehäuft auftreten und die Schwierigkeiten in der Lebensmitte signalisieren:

- Der Mann erlebt eine Verringerung seiner Lebensmöglichkeiten;
- er erlebt eine gewisse Begrenzung;
- er will noch was vom Leben haben, er glaubt, viel verpasst zu haben;
- er hat Angst, dass seine Erfolgskurve beendet sein könnte;
- er verändert seine Frisur;
- er achtet mehr auf seine Kleidung;
- er wendet sich sportlichen Aktivitäten zu;
- er gerät in Liebesabenteuer und Affären;
- er wählt neue Hobbys;
- er dreht noch einmal richtig auf und gerät in Leistungsstress und Arbeitssucht;
- er reagiert mit Zusammenbrüchen: Nervenzusammenbrüchen, Bankrotterklärungen, Herzinfarkten usw.;
- er flieht in Hypochondrieleidigkeit, er pflegt ängstliche Krankheitsbefürchtungen;
- er kann selbstzerstörerische Handlungen produzieren (Alkoholismus oder Autounfälle).

Die Frau in der Lebensmitte und ihre Probleme

Auch die Frau hat mit ähnlichen Schwierigkeiten zu kämpfen.

- Sie kommt zwischen 40 und 50 in eine schwere Krise, wenn die Kinder aus dem Hause gehen;
- sie kommt gleichzeitig in das Alter, wo das Klimakterium seinen Tribut fordert;
- sie wird zu größerer Freiheit stimuliert;
- sie nimmt sich die gleichen Rechte auf Selbstverwirklichung;
- sie sucht neue Aufgaben, weil sie an Inhaltsleere leidet;
- sie fühlt sich in einem häuslichen Käfig eingespannt;
- sie fühlt sich von Mann und Kindern ausgenutzt;
- sie findet immer weniger in der Familie ihren Sinn;
- sie gehört zu den 80 % der Frauen der westlichen Welt, die Probleme mit den Wechseljahren haben;
- sie gehört zu den über 4 Mill. Frauen in der Bundesrepublik, die sich in den Wechseljahren befinden (12,6 % der Gesamtbevölkerung);
- sie erlebt, dass sie stärkere psychische Probleme hat, wenn sie der unteren Sozialschicht angehört;
- sie gehört zu den Frauen, die (zwischen 40 und 50) zu 25 % Beruhigungsmittel nehmen;
- sie gerät in Torschlusspanik und zeigt panische Gemütszustände;
- sie will Erfüllung ihres Lebens und reagiert kopflos und unkontrolliert;
- sie gerät in Depressionen, die als Leerlaufdepressionen, Enttäuschungsdepressionen gekennzeichnet sind;
- sie kann mit Selbstmord spielen (50 % der Frauen vollziehen ihn im Alter zwischen 40 und 60 Jahren).

Die Zeit der Wende – ein Traum

Der Psychoanalytiker Tobias Brocher hat sich in seinem Buch „Stufen des Lebens“ mit der Lebensmitte auseinander gesetzt. An einer Stelle schildert er einen eindrücklichen Traum eines 40-jährigen Mannes, der widerspiegelt, was sich in diesem Lebensabschnitt kritisch ereignen kann.
„Wir sind alle zusammen auf einem Segelboot und ich bin am Steuer. Der Wind wird stärker, und um nicht auf einen Felsen aufzulaufen, muss ich das Boot durch den Wind wenden auf die andere Seite, um einem Zusammenstoß zu entgehen. Während ich das Kommando zur Wende gebe und mit der Hilfe meiner Familie rechne, stelle ich fest, dass meine Frau liest, meine Tochter die Nägel poliert und die andere in den Spiegel sieht. Der Wind ergreift das Boot in der Wende und wir sinken. Im Wasser sehe ich beide Kinder in der Ferne mit einem Rettungsring auf eine Insel zuschwimmen. Am anderen Ende eines Holzstückes, an das ich mich geklammert habe, hängt meine Frau, die nicht schwimmen kann. Ich muss sie hinterher ziehen.“[10]
Was drückt der Traum aus? Einige Hinweise.

Hinweis 1: Der Traum dieses Mannes bringt die Krise seines Lebens gleichnishaft auf den Punkt. Träume spiegeln nicht nur wirre und verrückte Bilder wider, mit denen wir nichts anfangen können, sondern Träume spiegeln in eindrücklichen Bildern und treffsicheren Symbolen unsere Ängste, unsere inneren Nöte und unsere Lebensprobleme, die bewältigt werden wollen, wider.

Hinweis 2: Das Lebensschiff dieses Mannes, auf dem sich seine Familie befindet, wird von ihm allein verantwortlich gesteuert. Die belastende Verantwortung bringt der Ehemann und Familienvater zur Sprache. Die Frau liest, eine Tochter poliert die Fingernägel und eine andere schaut in den Spiegel. Die Familie kann das Leben genießen. Weil er sich um alles kümmert und die Steuerung des „Schiffes Familie“ garantiert.

Hinweis 3: Dem Mann wird plötzlich klar, dass er einen großen Fehler gemacht hat. Er führt und die anderen lassen sich führen. Er dient und die anderen lassen sich bedienen. Er sieht die Krise auf sich zukommen. Wind und Sturm werden stärker, Probleme und Konflikte im eigenen Leben und der Familie vergrößern sich. Erschreckend wird ihm klar, dass er nicht alles allein in Zukunft wird verantworten können.

Hinweis 4: Der Mann sieht die Katastrophe auf sich zukommen. Das Lebensschiff droht auf einen Felsen aufzulaufen. Schnellstens muss das Boot eine Wende erfahren. Das Steuer des Lebens muss herumgerissen werden. Er will die Wende erzwingen. Eine radikale Veränderung muss erfolgen und er spürt, dass kann nicht klappen. Es ist zu spät. Zu lange hat er gewartet, den Stolz, allein alles zu meistern, hat er genossen. Frau und Kinder verlassen sich auf den Vater. Und er hat es ihnen so vorgemacht. Das Zusammenspiel hat bisher geklappt.

Hinweis 5: Frau und Kinder spüren nichts. Alle drei verlassen sich auf den starken Mann und Vater, der das Unglück nicht verhindern kann. Das Boot wird kentern und untergehen. Der Vater erlebt es im Traum. Aber auch das sieht er: Beide Kinder sind alt, reif und stark genug, das Leben allein zu bewältigen. Mit einem Rettungsring schwimmen sie auf eine sichere Insel zu. Im Traum und in der Realität hat der Vater die Überzeugung, beide werden es allein verantwortlich schaffen.

Hinweis 6: Die größte Belastung ist seine Frau. Sie hängt wie ein Klotz an seinem Bein. Er muss sie hinter sich herziehen. Keine Gleichwertigkeit. Geben und Nehmen sind nicht im Gleichgewicht. Die Frau ist unselbständig. Sie kann nicht schwimmen. Der Traum spiegelt in allen Einzelheiten die Gedanken und Gefühle eines Menschen wider, der auf *der Höhe seines Lebens* in eine gefährliche Krise gekommen ist.

Strategien gegen die Krise in der Lebensmitte

Welche Hilfen greifen? Was können Menschen in den Jahren um 40 tun?

Hilfe 1: Die konkreten Lebensmitte-Probleme erkennen wir im Lebensstil

Der Lebensstil kennzeichnet unsere Persönlichkeit. Er charakterisiert unsere Lebensgrundüberzeugungen, unsere Lebensbedürfnisse und unsere Lebenserwartungen. Der Lebensstil spiegelt unsere Welt- und Lebensanschauung wider. Auch unsere Glaubensüberzeugungen kommen in ihm zur Sprache.

- Sind wir in erster Linie *erfolgsorientiert?*
- Brauchen wir in erster Linie *Bestätigung und Anerkennung?*
- Sind wir sehr *ehrgeizig?*
- Spielen *Besitz* und *Karriere* eine entscheidende Rolle?
- Sind wir *arbeitssüchtig?*
- Müssen wir um jeden Preis in der Welt *gelten?*
- Wollen wir in dieser Welt eine wichtige *Rolle spielen?*

Das sind nur einige Fragen, die unsere erkannten aber auch unverstandenen Wünsche und versteckten Lebensziele offenbaren. Wer sich in den formulierten Fragen wieder erkennt, hat vermutlich in der Lebensmitte – früher oder später – Probleme. Er hat Angst, dass die Kräfte für zukünftige Ziele erlahmen, dass das Alter ihm einen Strich durch die Rechnung macht, dass die Realisierung seiner Lebensmöglichkeiten immer mehr eingeengt wird.

Es leuchtet ein, dass die Unzufriedenheit zunimmt und Panikgefühle den Menschen heimsuchen können. Wer nicht bereit ist, kürzer zu treten, Lebensentwürfe zu verkleinern und Ehrgeizpläne zu reduzieren, wird mehr oder weniger die Krise der Lebensmitte heraufbeschwören.

Wer sich übernimmt, überfordert und überhebt, will seine Grenzen nicht wahrhaben. Er ist für seine Krise selbst verantwortlich.

Hilfe 2: Altwerden nicht leugnen

Wer das Altwerden verdrängt, wer wie ein kleines Kind trotzig gegen das Altwerden protestiert, kämpft wie Don Quichotte gegen Windmühlenflügel an. Der Kampf kostet unnötige Kräfte, macht unzufrieden. Wir müssen sterben, das ist das Sicherste, was es unter der Sonne gibt.
Zwei extreme Wege, die jeweils destruktiv sind, machen den Menschen unglücklich. Der erste Weg ist die *Resignation.* Viele fallen in Lethargie. Sie werden von Depressionen heimgesucht. Die Hoffnungslosigkeit hat sie überwältigt. Resignation und Hoffnungslosigkeit fördern die Verzweiflung. Der geistige und körperliche Abbau und die abnehmende Freude im Leben beschleunigen sich. Der zweite falsche Weg ist die *Überkompensation*, der Überausgleich. Der Mensch dreht noch einmal bis zum Anschlag auf. Er will sich und der Welt beweisen, dass er noch mit den Jungen mithalten kann. Die Selbstüberforderung hat Folgen. Schwache Organe kapitulieren. Der geistige und körperliche Zusammenbruch ist nicht ausgeschlossen. Es ist ein Geschenk, wenn wir beten können: „Dein Wille geschehe, wie im Himmel so auf Erden."
Das ist keine resignierte Bitte, in dieser Bejahung liegt Freiheit. Wir haben Frieden und führen keinen Bürgerkrieg mit uns. Wir sind gelassen und müssen uns nicht selbst verrückt machen.

Hilfe 3: Die Lebensmitte verhilft zur Selbsterkenntnis

Der Höhepunkt des Lebens hilft, Bilanz zu ziehen. Die Lebensmitte drängt uns, ernste Fragen zu stellen.

- „Wo stehe ich eigentlich?"
- „Wie soll es weitergehen?"
- „Bin ich auf der richtigen Spur?"
- „War das bisher alles nichts?"
- „Kann ich Fehler und problematische Lebensentscheidungen noch korrigieren?"

Auch für die Lebensmitte gilt das Psalmwort:
„Herr, du hast mich erforscht, und du kennst mich. Ob ich sitze oder stehe, du weißt von mir, von fern erkennst du meine Gedanken" (Psalm 139, 1-3 u. 24).
Selbsterkenntnis in der Lebensmitte ist ein Geschenk. Selbstprüfung und Prüfung durch den lebendigen Gott sind hilfreiche Praktiken, das Morgen zu reflektieren und die Zukunft zielorientierter zu planen.

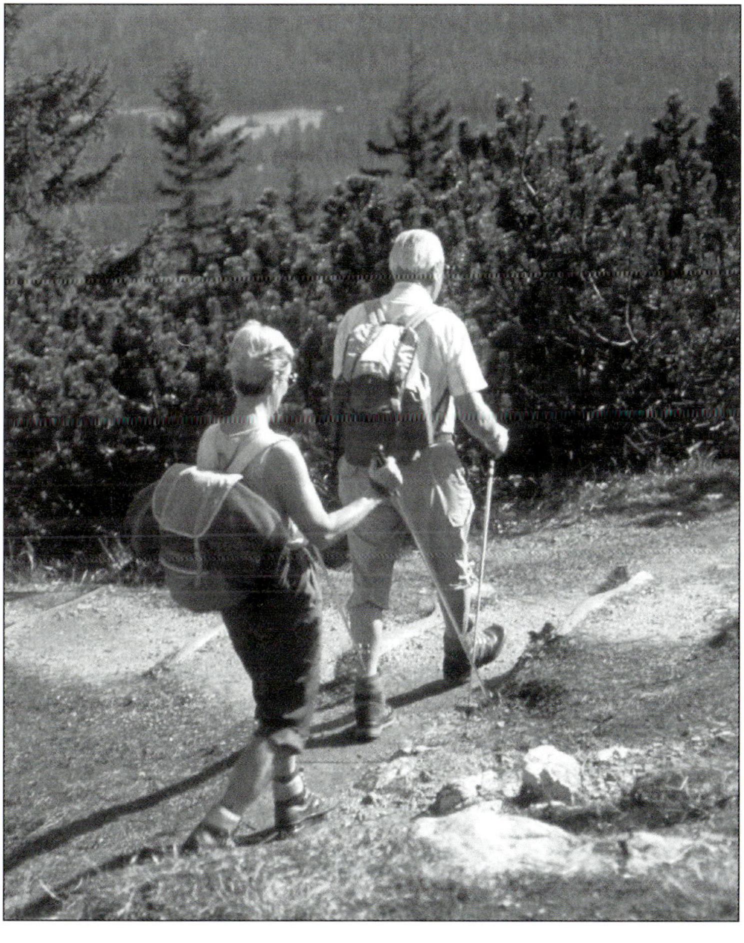

Mit Gelassenheit können wir das Leben meistern.

Hilfe 4: So hat eine Frau ihr Schicksal gemeistert

Jeder Mensch muss seine Erfahrungen mit Problemen der Lebensmitte machen. Jeder entscheidet sich anders.
In dem Buch „Befreite Partnerschaft“ von Charlotte H. Clinebell, einer amerikanischen Therapeutin[11], beschreibt sie, wie sie ihr Leben noch einmal veränderte.
Nach 23 Jahren Ehe hat Frau Clinebell begonnen, darüber nachzudenken, wer sie eigentlich ist. Eine Frau zieht Bilanz, hält inne und schaut in Vergangenheit und Gegenwart. Die Kinder sind erwachsen. Sie haben das Haus verlassen. Die Ehe ist harmonisch, doch der Mann liebt seinen Beruf sehr, ist erfolgreich und viel unterwegs. Sie findet einen neuen Lebensinhalt in einer Berufsausbildung. Diese Lebenswegänderung bleibt nicht ohne Schwierigkeiten. Die Ehe wird auf eine harte Probe gestellt. Wichtig ist, die Ehefrau hat keine Alleinentscheidung getroffen. Der Ehemann hat sie unterstützt. Beide haben den neuen Lebensabschnitt bejaht, beide haben ihn bewältigt.

Hilfe 5: Wir brauchen Gelassenheit

Gelassenheit ist keine Persönlichkeitseigenart, Gelassenheit ist ein *Verhaltensmuster.* Sie ist die Folge einer Lebenseinstellung. Jeder kann sie einüben. Warum sind so viele Menschen verkrampft und verspannt, nervös, hektisch und gestresst? Hat Gott sie so in die Welt gesetzt? Nein. Stress und Getriebensein sind Reaktionsmuster. Getriebensein hat mit einem inneren Antreiber zu tun. Wer ehrgeizig, übertrieben strebsam, besonders erfolgsorientiert und enorm vorwärts strebend *denkt, handelt* entsprechend. Er zeigt keine Gelassenheit, er ist ruhelos und hat sich der Geschäftigkeit verschrieben. Ist aber der Höhepunkt des Lebens überschritten, lassen die Kräfte nach und das Tempo muss gewaltsam aufrechterhalten werden, der Kampf beginnt. Die Krise der Lebensmitte bahnt sich an. Das Lebenskonzept ist unrealistisch und krank machend.
Jesus hat uns den Schlüssel für Gelassenheit und ein erfülltes Leben geliefert. Sein Rat ist klar und unzweideutig: „Denn wer sein Leben retten will, wird es verlieren. Aber wer sein Leben um meinetwillen verliert, dem wird es neu geschenkt“ (Matthäus 16, 25).

Strategie 6: Faires Streiten einüben!

Streit kommt in den besten Ehen und Familien vor. Streit ist unvermeidlich. Wo Menschen zusammenleben, in der Ehe, in der Familie, in der Gemeinde und am Arbeitsplatz,

- gibt es Meinungsverschiedenheiten,
- gibt es verschiedene Standpunkte,
- gibt es Grundsatzdebatten,
- gibt es Streit.

Die Ehe ist die intimste Lebensgemeinschaft. Und der Ehealltag ist voller Spannungen. Mann und Frau sind verschieden, denken, planen und handeln verschieden. Und weil das so ist, werden bewusst und ungewollt Reibungen, Missverständnisse und Auseinandersetzungen provoziert.

Viele halten Streit für unschicklich. Christen lehnen ihn ab und wollen friedfertig und verständnisvoll miteinander umgehen. Der Wunsch ist edel, die Praxis traurig. In der Realität sieht vieles anders aus. Darum ist es auch für Christen falsch, den Kopf in den Sand zu stecken. Streit ist unvermeidlich. Die Frage bleibt: Wie gehen Eheleute konstruktiv und fair mit Streit um?

Wenn Menschen miteinander leben, ist Streit unvermeidlich.

Der Streit hat eine schlechte Presse

Der Streit hat für viele Menschen einen unangenehmen Beigeschmack. Für die meisten hat Streit etwas

- mit *Macht* zu tun,
- mit *Rechthaberei,*
- mit einer *Gerichtsverhandlung,*

- mit *Vorwürfen*,
- mit *Anklagen* und mit *Aggressionen.*

Versuchen Sie, destruktive Streitpraktiken abzubauen.

Streit kann benutzt werden, um den Partner zu demütigen, zu entwerten und fertig zu machen. Wut und Zorn können sich im Streit entladen. Versteckte Aggressionen kommen ans Licht. Lange geschluckter Ärger wird dem anderen ins Gesicht geschleudert.
Auch wenn wir Bibelstellen nachschlagen, bekommt der Streit keine gute Note. Streit ist mehr oder weniger eine hässliche Auseinandersetzung. „Streit entzweit“, das ist die gängige Vorstellung. Mit Streit beginnt der Abbau einer Beziehung. Streit ist der Anfang vom Ende. Die Harmonie hat sich verflüchtigt. Kampf und Streit beherrschen das Schlachtfeld der Ehe.
Jahrelang habe ich in der Eheberatung diese destruktiven Streitpraktiken erlebt. Was haben die Ehepartner gemacht, dass Streit nicht hilfreich, sondern zerstörerisch ausgetragen wird? Was haben die Partner geschluckt, dass der Streit keine Probleme gelöst, sondern verschärft hat?
Der amerikanische Psychotherapeut George R. Bach hat den schwerwiegenden Satz gesagt: „Über jeder Ehe von Nichtstreitern schwebt die Gefahr einer Kernexplosion.“
Das heißt im Klartext:
Wer die Auseinandersetzung scheut, schluckt bis er platzt.
Wer den Streit verdrängt, lädt sich mit Sprengstoff auf.
Fairer Streit dagegen befreit.

Was fördert destruktive Streitpraktiken?

Dass Streit eine gute Beziehung untergraben kann, ist unzweifelhaft. Was sind die Motive, die klärende Gespräche zu hässlichen Auseinandersetzungen werden lassen? Wie kommt es, dass notwendige Aussprachen zu bösen Machtkämpfen eskalieren?
Aus der Beratungspraxis möchte ich einige Motive vorstellen.

Motiv 1: Überspielte Probleme

Meinungsverschiedenheiten gibt es immer. Zwei selbstbewusste Partner können nicht in allen Punkten einer Meinung sein. Also müssen Bedürfnisse offen angesprochen und ehrlich ausgehandelt werden. Hat ein Partner sich angewöhnt, die Probleme zu *überspielen,* weil er Unangenehmes vermeiden will, stapeln sich die ungelösten Probleme beim Gegenüber. Aus Angst, den Partner zu verlieren, werden die Probleme heruntergeschluckt. Die Folge ist, bei nächster Gelegenheit kommen sie mit unangemessener Wucht auf den Tisch. Der Überspieler ist entsetzt und sein Gegenüber ist beleidigt.

Haben Sie Wünsche und Bedürfnisse, erheben Sie sie sofort zum Gespräch und helfen dem Überspieler, einen klärenden Austausch zu führen.

Motiv 2: Verdrängte Probleme

In vielen Partnerschaften gibt es in der Regel einen Verdränger. Er will seine Ruhe, will keinen Ärger, ist ein freundlicher und friedliebender Mensch. Auseinandersetzungen meidet er wie der Teufel das Weihwasser. Er will die heile Welt und verdrängt alle Probleme, die laut oder leise in der Luft liegen. Seine Feigheit wird dem Partner zum Ärgernis. Er schweigt zu lange und entfesselt einen regelrechten Krieg, wenn er laut und vorwurfsvoll seine Bedürfnisse anmeldet.

Wer Probleme verdrängt, bekommt sie eines Tages mit hoher Brisanz wieder auf den Tisch. Verdrängung steigert die Explosivkraft und verstärkt die Auseinandersetzungen.

Motiv 3: Unerfüllte Erwartungen

Jeder Mensch geht mit bestimmten Erwartungen in die Ehe hinein. Allerdings gibt es realistische und unrealistische Erwartungen. Unrealistische Erwartungen sind beispielsweise:

„Wir wollen in der Ehe immer alles gemeinsam machen." Gemeinsamkeit ist echtes Ziel der Eheleute. Wer aber immer alles gemeinsam mit dem Partner machen will, ist ein Phantast. Hat er zu wenig Liebe empfangen? Will er in der Ehe sein Zuwendungsdefizit nachholen? Unerfüllte Erwartungen müssen u.U. mit einem Fachseelsorger oder Eheberater besprochen werden.

Unerfüllte Erwartungen, die zum Kampfinstrument werden, verhindern einen freien Dialog.

Motiv 4: Der andere ist für mein Glück verantwortlich!

Im Leben und in der Partnerschaft gibt es Lebensgrundirrtümer. Dass der andere für mein Glück verantwortlich ist, gehört zu diesen irrationalen Überzeugungen. Wer solchen Fehleinschätzungen in der Ehe nachhängt, macht seine Partnerschaft unglücklich.

Wer den anderen für sein Glück verantwortlich macht, braucht dringend einen unparteiischen Berater, der Lebensfehleinschätzungen gerade rückt.

Motiv 5: Einer oder beide sind Wahrheitsfanatiker

Faires Streiten hat nichts mit Wahrheitsfanatismus zu tun. Fanatiker sind rechthaberisch und intolerant. Sie wollen die Wahrheit um jeden Preis. Bei Konflikten innerhalb der Ehe geht es in den wenigsten Fällen um Wahrheit, es geht um akzeptable Lösungen für beide Seiten. Nicht wer hat Recht, sondern was entlastet uns beide? Was macht das Zusammenleben erträglicher?

Kämpfen Sie um die Wahrheit, kämpfen Sie um Macht. Faires Streiten verhindert Machtkämpfe.

Was beinhaltet faires Streiten?

Faires Streiten ist eine Kunst. Kunst kommt von Können.

Partnerschaftsfähigkeit schließt Konfliktfähigkeit mit ein. Konflikte müssen vernünftig besprochen und hilfreich gelöst werden. Faires Streiten ist eine Kunst und Kunst kommt von Können. Jeder kann die faire Kunst des Streitens erlernen. Welche Schritte erlauben den konstruktiven Streit?

Schritt 1: Die Partner nehmen den Konflikt an

Konflikte dürfen nicht überspielt, verdrängt, herausgeschrien oder erpresserisch durchgesetzt werden. Wer Konflikte bejaht, kehrt sie nicht unter den Teppich. Meinungsverschiedenheiten müssen ausgehalten und ausgefochten werden. Die Wahrheit muss ans Licht. Wer ja sagt zum Streit, hält sein Gegenüber für wahrheitsfähig. Eine streitlose Partnerschaft ist eine fragwürdige Beziehung. Falsche Nachgiebigkeit und Harmoniesucht verhindern die Auseinandersetzung und die Klärung von Unzufriedenheit.

Schritt 2: Schieben Sie den Streit nicht vor sich her!

Wer Probleme und Konflikte auf die lange Bank schiebt, verstärkt die Schwierigkeiten. Der Konfliktvermeider erreicht keinen wahren, sondern nur einen Friedhofsfrieden. Wer Probleme verdrängt, untergräbt die Beziehung. Dies ruft unter Umständen psychosomatische Störungen und Krankheiten hervor. „Wenn du zum Altar gehst, um Gott deine Gaben zu bringen, fällt dir dort vielleicht ein, dass dein Bruder etwas gegen dich hat, dann lass deine Gabe vor dem Altar liegen, gehe zuerst zu deinem Bruder und söhne dich mit ihm aus. Danach kannst du Gott deine Opfer darbringen“ (Matthäus 5, 23-24).
Friede mit Gott setzt Friede mit den Mitmenschen voraus. Streitprobleme dürfen von Christen nicht verharmlost, überspielt oder verdrängt werden.

Schritt 3: Das Verstehen des Streites erleichtert die Lösung

Konflikte kommen in allen menschlichen Beziehungen vor: In Ehe,

Freundschaft, Kameradschaft und Mitarbeiterschaft. Das Verstehen des Streites ist der erste Schritt zur Bewältigung. Welche Bedingungen erhalten ihn aufrecht? Welche lieblosen und ungeistlichen Motive fördern ihn? „Woher kommen denn die Kämpfe und Streitigkeiten zwischen euch? Sie entspringen den Leidenschaften, die ständig in eurem Inneren toben. Ihr verzehrt euch nach etwas, was ihr gern hättet. Ihr seid neidisch und eifersüchtig, aber das bringt euch dem ersehnten Ziel nicht näher. Ihr kämpft darum, aber ihr bekommt es nicht, weil ihr Gott nicht darum bittet. Und wenn ihr ihn bittet, bekommt ihr's nicht, weil ihr nur in der Absicht bittet, eine unersättliche Gier zu befriedigen" (Jakobus 4, 1-3).

Die verborgenen Ursachen sind demnach Eifersucht und Neid, Unterlegenheitsgefühle, Wut und Rechthaberei. Wir wollen haben und nicht verzichten, wir wollen siegen und nicht verlieren.

Schritt 4: Bejahen Sie, dass zum Streiten zwei gehören!

Zum Streiten, zum Ärgern und zum Kämpfen gehören immer zwei. Der eine provoziert, der andere lässt sich provozieren. Der eine will Recht behalten, der andere will nicht nachgeben. Der eine will ausweichen, der andere will den „Flüchtling" stellen. Beide erhalten einen Streit aufrecht.

Schritt 5: Die Partner stellen sich infrage

„Es kann alles auch ganz anders sein!", pflegte der Begründer der Individualpsychologie Alfred Adler (1870 – 1937) seinen Zuhörern ständig einzuhämmern. Irren ist menschlich. Wer sich infrage stellen kann, ist für die Argumente des Gegners aufgeschlossen. Rechthaberei wirkt zerstörerisch. Wer sich aber infrage stellt, stellt auch seine Vorurteile infrage.

„Verurteilt nicht andere, damit Gott nicht euch verurteilt … Warum kümmerst du dich um den Splitter im Auge deines Bruders und bemerkst nicht den Balken in deinem eigenen? Wie kannst du zum Bruder sagen: ‚Komm her, ich will dir den Splitter aus dem Auge ziehen, wenn du selbst einen ganzen Balken im Auge hast? Du Scheinheiliger, zieh erst den Balken aus deinem Auge, dann kannst du dich um den Splitter im Auge deines Bruders kümmern'" (Matthäus 7, 1-5).

Die Bibel leugnet nicht, dass es Streit und Auseinandersetzungen gibt. Aber die Arbeit an der Lösung des Problems beginnt bei mir und nicht beim andern. Ich untersuche *meine* Anteile und Motive und ziehe Konsequenzen. Wer nur in Worten Mitschuld eingesteht und keine Konsequenzen zieht, hat auch kein Recht, dem Gegenüber „Splitter" in seiner Optik aufzuzeigen.

Schritt 6: Ersticken Sie Ihre Wahrheit nicht in Harmonie!

Die Wahrheit kann wehtun, aber „erschlagen" sollte man niemand damit. Wer jedoch Harmonie um jeden Preis erreichen will, erstickt die Wahrheit. Harmoniesucht ist ein problematisches Verhalten. Sie drückt falsche Nächstenliebe und Masochismus aus. Masochismus beinhaltet Leidelust. Leidelust kann Verlassenheitsangst und Hörigkeit beinhalten.

Schritt 7: Lassen Sie gegensätzliche Standpunkte stehen!

Bei Auseinandersetzungen treffen immer wieder unversöhnliche Standpunkte aufeinander. Doch unterschiedliche Meinungen müssen keinen Krieg zur Folge haben. Es gilt, Wege zu suchen, wie man mit gegensätzlichen Auffassungen leben kann. Wer kontroverse Stellungnahmen bejaht, respektiert den anderen.

Schritt 8: Streiten verbindet

Viele Menschen streiten, um Kontakt zu suchen oder den anderen herauszufordern. Sie wollen – entgegen dem äußeren Eindruck – gar nicht verletzen. Indem sie laut und heftig werden, versuchen sie die Nähe des anderen zu erzwingen. Besonders Frauen kämpfen bisweilen mit Worten, um ihren Partner zu Antworten und Reaktionen herauszufordern. Viele Männer missverstehen diese Annäherung aber als negativen Streit. „Behandelt die Menschen so, wie ihr selbst von ihnen behandelt werden wollt – das ist alles, was das Gesetz und die Propheten fordern" (Matthäus 7, 12).
Diese „goldene Regel" der Kommunikation garantiert faires Strei-

ten. Kontroversen werden klar formuliert, aber Aggressionen vermieden.

Schritt 9: Prüfen Sie Ihre Motive!

Negativer Streit ruft oft persönliches Verletztsein hervor. Wer sich getroffen und gekränkt fühlt, will nicht der Wahrheit die Ehre geben, sondern sein Prestige retten. Der Streit wird vermutlich verschärft. Darum gilt es, die eigenen Motive zu überprüfen. Je persönlicher man einen Streit angeht, desto unsachlicher wird er verlaufen. Was steht hinter dem Streit? Sind es egoistische, destruktive oder konstruktive Motive? Wollen sie für beide Parteien zufrieden stellende Lösungen oder sich durchsetzen? „Der Mensch hält alles, was er tut, für richtig! Gott aber prüft die Beweggründe“ (Sprüche 16,2).

Schritt 10: Senden Sie Ich-Botschaften anstelle von Du-Botschaften!

Botschaften, die mit Vorhaltungen, wie „du hast doch …“ beginnen, verschärfen den Streit. Sie enthalten Vorwürfe, Anklagen und stempeln den andern zum Sündenbock. Du-Botschaften kränken und rufen Gegenangriffe hervor. Der Gesprächspartner reagiert trotzig, fühlt sich beschuldigt und schlägt zurück. Hingegen verringern Ich-Botschaften den Widerstand, klagen nicht an und beschämen den Partner nicht. Sie motivieren den Gegenspieler, gemeinsam über positive Lösungen nachzudenken.

Schritt 11: Die Partner überprüfen ihre Annahmen durch Rückfragen!

Beim Streit haben meist beide Parteien Vorurteile. Sie sorgen in der Regel für gegenseitige Unterstellungen. Diese sind wiederum mit Selbsttäuschungen verbunden. Niemand kann die Gedanken des anderen lesen. Nicht selten glauben wir aber, dass wir es doch können. In einer gesunden Streitkultur vergewissern sich beide Gesprächspartner durch Rückfragen, ob ihre Annahmen stimmen. Die Rückmeldungen verhindern Missverständnisse: „Habe ich dich richtig verstanden? Du siehst die Dinge also so und so.“

Schritt 12: Erklären Sie dem Gegner Ihre Ziele!

Es hilft, dem Streitpartner die eigenen Wünsche, Ziele und Absichten klar und deutlich zu erläutern. So bleibt das Gegenüber für ihn kalkulierbar. Die Kontrahenten verlieren die Streitsucht und gewinnen langfristig an Wahrheit.

Schritt 13: Suchen Sie eine Lösung, die beide Parteien befriedigt!

Lösungen, die erzwungen, erpresst und diktiert werden, bringen neue Konflikte hervor. Lösungsversuche brauchen Zeit. Zwischenlösungen können von beiden Seiten getestet werden. Eine Lösung, die beide Seiten befriedigt, bewahrt vor ständigen neuen Auseinandersetzungen.

Fazit: Wer Probleme lösen will, muss versöhnungsbereit sein. Wer selbstgerecht, nachtragend, rechthaberisch und stolz ist, gießt unbewusst Öl ins Feuer. Nur versöhnungsbereiten Menschen gelingen Lösungen, die beiden Parteien gerecht werden. „Eine versöhnliche Antwort kühlt den Zorn ab, ein verletzendes Wort heizt ihn an ... Ein versöhnliches Wort hilft anderen zum Leben; wer unversöhnlich redet, zerstört jede Gemeinschaft" (Sprüche 15, 1 und 4).

Fragen zur Selbstprüfung

- Gehen Sie angstfrei und zuversichtlich in Streitgespräche hinein? Was hindert Sie, einen fairen Streit mit Ihrem Partner zu führen?

- Sind beide bereit, eine Konfliktanalyse zu machen? Sind beide bereit, Vorwürfe und Anklagen zu vermeiden? Folgende Fragen sind hilfreich: Geht es bei dem Konflikt um ein Missverständnis? Spiegelt der Konflikt tiefere Verletzungen wider?

- Spiegeln sich im Konflikt wiederkehrende Interaktionsmuster wider? Wie lauten diese Interaktionsmuster?

- Sind unterschiedliche Reaktionsmuster im Spiel? Wer weicht aus, wer greift an? Wer will reden und wer will schweigen?
- Warum fühlen Sie sich nicht gleichwertig?
- Welche Überzeugungen haben Sie, an Ihrem Selbstwert zu zweifeln?
- Wollen Sie im Streitgespräch Macht ausüben oder eine Lösung suchen, die beide Eheleute befriedigt?
- Können Sie zuhören, ohne gleich eine Antwort parat zu haben?
- Übertragen Sie häufig Gereiztheit und Wut, die Sie draußen aufgeladen haben, auf Ihren Partner?
- Fallen Sie Ihrem Partner bei Gesprächen oft ins Wort?
- Erleben Sie häufig, dass der Partner Fragen, die Sie stellten, als Behauptungen Ihrerseits versteht? Wozu wählen Sie einen Behauptungsstil?
- Benutzen Sie oft Deutungen und Unterstellungen, die Ihren Partner wütend und abweisend machen?
- Können Sie deutlich ja und nein sagen oder provozieren Sie Konflikte durch Nachgiebigkeit aus Schwäche?
- Sind Sie harmoniesüchtig? Welche versteckten Motive machen Sie konfliktunfähig?
- Neigen Sie zu „faulen" Kompromissen? Sie stimmen zu und mögen sich später nicht leiden, weil Sie aus Schwäche einverstanden waren?
- Wie charakterisieren Sie diese Schwächen?

Streitfördernde Verhaltensmuster – ein Selbsterforschungsfragebogen

	Stimmt nicht	Stimmt etwas	Stimmt voll
Ich neige zum Nörgeln			
Ich mache Vorwürfe			
Ich habe hohe Ansprüche an andere			
Ich bin undankbar			
Ich bin nicht kooperativ			
Ich ziehe mich zurück			
Ich lasse die anderen hängen			
Ich bin rechthaberisch			
Ich bin ein Perfektionist			
Kompromisse fallen mir schwer			
Ich neige dazu, anderen Vorschriften zu machen			
Ich bin nachtragend			
Ich bin schnell verletzt			
Ich bin abhängig von der Meinung anderer			
Ich bin misstrauisch			
Ich rechtfertige mich			
Ich kann schlecht verlieren			
Ich äußere Kritik nicht offen			
Ich äußere Kritik durch Schweigen, Rückzug, Bestrafung des Partners, Verweigerung (zutreffendes bitte einkreisen)			

Hinweise für den Fragebogen

1. Füllen Sie den Fragebogen für sich ehrlich aus und zählen Sie jeweils in den Spalten die Ankreuzungen zusammen.

2. Hilfreich ist es, den Fragebogen auch vom Partner bzw. von Eltern oder Freunden ausfüllen zu lassen.

3. Je mehr Fragen mit „Stimmt etwas" bzw. mit „Stimmt voll" ausgefüllt sind, desto leichter entsteht eine destruktive Streitatmosphäre.

4. Welche Verhaltens- und Einstellungsmuster sind lieblos, unpartnerschaftlich und streitfördernd? Sind Sie bereit, mit dem Partner, den Eltern, Schwiegereltern, Freunden und Arbeitskollegen offen und ohne Aggressionen Ihre Wünsche und Bedürfnisse zur Sprache zu bringen?

5. Sind Sie bereit, wenn Sie ohne beraterische oder seelsorgerliche Vermittlung Ihren Streit nicht klären können, mit einem Fachseelsorger bzw. mit einem Berater darüber zu sprechen?

6. Welche Gedanken und Empfindungen beschleichen Sie, wenn Sie weder bereit sind, Ihren Anteil bei Streitigkeiten zu erkennen, eine Änderung aktiv in Arbeit zu nehmen oder eine Beratung in Anspruch zu nehmen?

Strategie 7: Der Partnerschaft Profil geben!

Wer seiner Ehe Profil geben will, bemüht sich um Ehereife.

- Ehereife fällt uns nicht in den Schoß.
- Ehereife kostet Arbeit und Überwindung.
- Ehereife verlangt Kompromisse, Einfühlungsvermögen und Liebesfähigkeit.
- Ehereife ist eine lebenslange Aufgabe für beide Partner.

Testen Sie Ihre Ehereife

Zehn Kernaussagen helfen Ihnen, das Profil Ihrer Partnerschaft zu testen. Niemand erfüllt alle Anforderungen vollkommen. Die „vollkommene Liebe" und die „vollkommene Ehe" bleiben auf dieser Erde Bruchstücke. Paulus hat uns realistisch eingeschärft, was er im Hohenlied der Liebe formulierte:
„Unser Wissen ist Stückwerk und unser Weissagen ist Stückwerk. Wenn aber kommen wird das Vollkommene, wird das Stückwerk aufhören" (1. Korinther 13, 9 und 10).
Wir sind Heilige und Sünder zugleich, so hat Martin Luther den Christen gekennzeichnet. Auch Christen als Eheleute gehören in diese Kategorie. Wir sollen Reife anstreben, aber wir bleiben alle hinter der Vollkommenheit zurück. Je mehr Christen die folgenden Reifeschritte erfüllen, desto harmonischer, segensreicher und erfüllter wird ihr Eheleben sein.

Schritt 1: Ehereife heißt: Sich in den anderen hineinversetzen können

Partnerschaft verlangt Einfühlungsvermögen, Toleranz, Nächstenliebe und Verständnis für die Eigenarten, Wünsche und Bedürfnisse des anderen. Wer sich in den anderen nicht hineinversetzen kann, liebt ihn nicht. Sich in den anderen hineinversetzen heißt:

- mit den *Augen des anderen* die Welt, das Leben, Gott und die Ehe sehen;
- mit dem *Herzen des anderen* fühlen und seine Sprache und seine Empfindungen nachvollziehen können;
- mit den *Ohren des anderen* hören, seine Bedürfnisse annehmen und seine Wünsche ernst nehmen.

Schritt 2: Ehereife heißt: Seine Ansprüche beschneiden können

Ansprüche, Erwartungen und Forderungen sind egoistisch. Liebe heißt: „Ich liebe dich, wie du bist!" Ich sage ja zu dir und deinen Eigenarten und Gewohnheiten. Liebe mit Bedingungen ist keine wahre Liebe. Nur wer auf Ansprüche, ich-hafte Erwartungen und eigenwillige Zumutungen verzichten kann, praktiziert Ehereife.
Auf welche Ansprüche können Sie nicht verzichten?

Schritt 3: Ehereife heißt: Dem anderen Vertrauen schenken können

Vertrauen beinhaltet: Ich traue dem anderen, ich kann mich dem anderen anvertrauen. Argwohn, Eifersucht und Misstrauen zerstören die Partnerschaft. Misstrauen ist Gift für Harmonie und Zufriedenheit in der Ehe. Es trennt, blockiert die Hingabe und löst innere und äußere Distanz aus.
Wo begegnen Sie dem Partner mit Misstrauen?

Schritt 4: Ehereife heißt: Beide fühlen sich verantwortlich

Leben heißt verantwortlich sein. Der Mensch ist das einzige Wesen, das für alles die Verantwortung trägt. Partnerschaft ohne Verantwortung ist wie ein rundes Viereck. Verantwortung beinhaltet: *Beide* können sachliche Entscheidungen treffen. Beide teilen sich den Verantwortungsbereich. Keiner schiebt dem anderen die Verantwortung für gemachte Fehler in die Schuhe. Immer halten beide für alle Entscheidungen den Kopf hin. Leidet Ihre Ehe unter mangelnder Verantwortungsbereitschaft?

Schritt 5: Ehereife heißt: Geben und Nehmen stehen einigermaßen im Gleichgewicht

Einseitiges Geben und Nehmen beeinträchtigen die Partnerschaft. Niemand darf sich ausgenützt und ausgebeutet fühlen. Ausgenommen sind Krankheiten und Leiden, die das Gleichgewicht unmöglich machen. Die Ehepartner müssen das Gefühl haben, dass sie in Freud und Leid, im Guten und Bösen füreinander einstehen. Wird in Ihrer Partnerschaft dieses Gleichgewicht gelebt?

Schritt 6: Ehereife heißt: Beide können frei wählen und entscheiden

Viele Heranwachsende binden sich, ohne in Freiheit gewählt zu haben. Sie fliehen in neue Abhängigkeiten. Was sind die Motive der Unfreiheit?
Wenn Sie gewollt oder ungewollt in eine Abhängigkeit geraten sind, was können Sie tun, um die falsche Bindung zu verringern?

Schritt 7: Ehereife heißt: Beide sind vom Elternhaus abgenabelt

Vater und Mutter verlassen ist eine biblische Grundvoraussetzung für Ehereife. Verlassen heißt nicht: im Stich lassen. Aber die seelische Abnabelung muss gewährleistet sein. Zu große Abhängigkeit eines Partners beeinträchtigt die Partnerschaft. Nicht der Partner steht im Mittelpunkt, sondern Vater und Mutter. Haben Sie ein größeres Vertrauen zu den Eltern oder zum eigenen Partner?

Schritt 8: Ehereife heißt: Beide nehmen sich gegenseitig an, wie sie sind

Wer sich Idealbilder macht, vergewaltigt den Partner. Wer den Partner in ein Bild pressen will, das ihm nicht angemessen ist, liebt ein Trugbild, eine Projektion. Wunschbilder beeinträchtigen die Realität. Sie zerstören die innige Beziehung. Annahme des anderen mit allen Fehlern und Schwächen ist wirkliche Liebe.
Welche Vorbehalte haben Sie, den Partner rückhaltlos anzunehmen?

Schritt 9: Ehereife heißt: Zwischen Verliebtheit und Liebe können beide unterscheiden

Verliebtheit ist Rausch und Ekstase. Verliebtheit ist Liebe im Keimzustand. Verliebtheit ist ein schönes Gefühl, aber keine Gesinnung. Eine Prise Verliebtheit ist wie Salz in der Suppe. Sie gehört zur Liebe auch dazu. Auf der anderen Seite gilt:
Verliebtheit macht blind für Schwächen, Fehler und Defizite. Wirkliche Liebe macht klarsichtig, sieht die Beziehung realistisch und belügt sich nicht selbst.

Schritt 10: Ehereife heißt: Beide peilen realistische Lebensziele an

Haben beide gemeinsame Eheziele und Lebensziele? Oder lassen sie sich treiben? Haben beide gemeinsame Zukunftsperspektiven? Positiv ist: Beide haben die Basis ihrer gemeinsamen Grundüberzeugungen überdacht und haben den festen Willen, diese formulierten Lebensziele anzusteuern. Die Gemeinsamkeit im Denken, Planen, Glauben und Handeln ist die Voraussetzung für eine harmonische Ehe. Eine reife Ehe beinhaltet: Beide gehen gemeinsam in die gleiche Richtung, realisieren gemeinsame Überzeugungen und Glaubenseinstellungen und lassen sich von Gott führen.

Welche Umgangsmuster haben Sie in der Ursprungsfamilie trainiert?

Die Familien, aus denen wir kommen, haben für unser Leben, für unseren Beruf, für unsere Partnerbeziehung und für unsere Glaubenseinstellung eine große Bedeutung gehabt. Kinder wurden in ihren Familien

- geprägt, gefördert,
- beinflusst, gehindert,
- beeindruckt, entmutigt oder ermutigt.

Mut und Ängstlichkeit, Durchsetzungskraft und Hilflosigkeit, Ehrgeiz und Gleichgültigkeit werden erlebt und erfahren. Die Seele des Kindes wird mit positiven und negativen Bildern gefüllt. Selbstver-

trauen und Misstrauen, Wagnis und Skepsis werden vermittelt und können übernommen oder abgelehnt werden.
Die Ursprungsfamilie hat eine ungeahnte Bedeutung für die Lebens- und Liebesfähigkeit eines Menschen. Hier werden Toleranz und Intoleranz, Friedfertigkeit und Streitsucht, Anpassungsfähigkeit und Widerspenstigkeit trainiert. Diese trainierten Verhaltensmuster und Lebensgrundeinstellungen tragen die zukünftigen Ehepartner in sich – suchen, die entsprechende Ergänzung und erleben Zufriedenheit oder Spannung, wenn sie die Ehe beginnen.
Alle Ehepartner tragen hilfreiche und destruktive Eigenarten in die Partnerschaft hinein. Das Zusammenspiel dieser Muster kann beglücken und belasten. Wenn wir unsere Ehekonflikte verstehen und beantworten wollen, sollten wir zunächst einen Blick in unsere Herkunftsfamilien werfen. Ein Fragebogen kann uns behilflich sein, wesentliche Verhaltenskategorien zu erkennen und zu benennen.

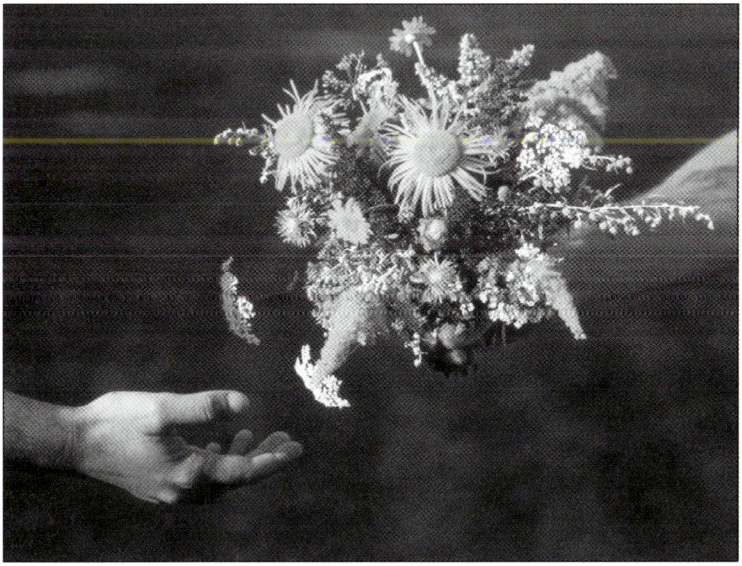

Fragebogen
Wie hat die Herkunftsfamilie mein Leben beeinflusst?

	Ja	Nein
Ich bin das älteste Kind		
Ich bin das mittlere Kind		
Ich bin das jüngste Kind		
Ich bin Einzelkind		
Mein Vater führte und war dominant		
Meine Mutter führte und war dominant		
Der Stärkere führte durch positive Autorität		
Der Stärkere führte durch Zwang		
Der Stärkere führte durch Gewalt, Schläge, Strafe, Jähzorn usw.		
Der Stärkere führte durch positive Zuwendung		
Der Stärkere führte durch Bevormundung		
Der schwächere Ehepartner reagierte mit Unterordnung und Gefügigkeit		
Der schwächere Ehepartner reagierte mit Kampf und Streit		
Der schwächere Ehepartner reagierte mit Resignation und Depression		
Der schwächere Ehepartner reagierte mit Außenbeziehungen		
Der schwächere Ehepartner reagierte mit Drogen und Medikamentenkonsum		
Jungen und Mädchen, Frauen und Männer wurden gleichwertig behandelt		
Bejahe ich die Werte, die in unserer Familie gelebt wurden?		
Rebellierte ich gegen die Werte, die bei uns gelebt wurden?		
Mache ich die Ursprungsfamilie für meine Probleme verantwortlich?		
Habe ich eine positive Lebenserfahrung in meiner Familie gewonnen?		
Ich bin vom Elternhaus ausreichend abgenabelt		

Welche Rolle spielte ich in der Familie?	**Ja**	**Nein**
Ich war Vaters Kind		
Ich war Mutters Kind		
Ich wurde verzogen		
Ich wurde benachteiligt		
Ich war Außenseiter		
Waren Sie als Kind oft krank? Welche besonderen Krankheiten haben Sie durchgemacht?		
Erkrankungen des Gehirns		
Asthma		
Gemütskrankheiten		

Weitere Fragen:
Haben Sie noch mit Störungen von früher zu tun? Wenn ja, welche?

___

___

Gibt es Ereignisse, die Sie besonders beeindruckt haben?

- Tod der Eltern (Vater oder Mutter)
- Tod der Großeltern (Großvater, Großmutter)
- Trennung, Scheidung der Eltern
- unehelich geboren
- Adoptivkind
- misshandelt
- missbraucht

Waren Sie als Kind eher ängstlich? ___

Waren Sie als Kind eher aktiv oder passiv? ___

Litten Sie als Kind unter Verhaltensauffälligkeiten? (Zutreffendes bitte anstreichen!)

- Eifersucht, Essstörungen, Faulheit
- Lügen, Stehlen, Nägelkauen
- Stottern, Trotz, Unselbstständigkeit
- Kopfschmerzen, Bauchschmerzen

Welche Symptome haben heute noch Einfluss auf Sie?

___

Was haben Sie in der Ursprungsfamilie am meisten vermisst?

Spielt dieser Mangel heute noch eine Rolle?

Setzen Sie die Familienrolle heute fort?

Haben Sie Ihren Vater als Vorbild erlebt?

Haben Sie Ihre Mutter als Vorbild erlebt?

Verhalten Sie sich eher angepasst? Eher rebellisch? Eher ängstlich? Eher als Vermittler? Eher selbstbewusst? Eher wie:

Beantworten Sie folgende Fragen schriftlich!
Gab es ein Familienmotto? Wie heißt es?

Wer hat von Großeltern oder Verwandten in meinem Leben eine Rolle gespielt?

Welche Eigenschaften von Eltern oder Großeltern habe ich übernommen?

____

____

Worin habe ich Vater oder Mutter als Vorbild erlebt?

____

____

Welche Wertvorstellungen der Herkunftsfamilie bestimmen heute mein Leben?

____

____

Meine Ursprungsfamilie vertrat folgende Werte:
Leistung, Ordnung, Pflicht, Ehrgeiz, Toleranz, Gleichwertigkeit o. ä.

____

____

Hilfe für den Fragebogen: Wie hat die Herkunftsfamilie mein Leben beeinflusst?

1. Beide Ehepartner füllen den Fragebogen unabhängig voneinander aus.

2. Welche Aspekte der Ursprungsfamilie fallen Ihnen auf? Welche Aspekte machen Ihnen zu schaffen? Welche charakterisieren Sie?

3. Welche Einflüsse waren und sind positiv? Welche Einflüsse waren und sind negativ?

4. Spiegelt Ihre Partnerwahl Konstellationen der Ursprungsfamilie wider? Welche Muster haben Sie wiederholt?

5. Entdecken Sie auch beim Partner Lebensvorstellungen, die mit der Ursprungsfamilie in Zusammenhang stehen? Wie definieren Sie diese Muster?

6. Wenn Sie Ihre und die Muster des Partners anschauen, die Sie beide in die Ehebeziehung eingebracht haben, halten Sie diese Ergänzungen für positiv oder negativ?

7. Wenn die Interaktionsmuster sich in Ihrer Partnerbeziehung negativ darstellen, halten Sie es für möglich, die ehelichen Umgangsmuster zu ändern?

8. Welches Interaktionsmuster stört Sie am nachhaltigsten? Wollen Sie ernsthaft an einer Veränderung arbeiten?

Benutzen Sie Selbstaussagen!

Sprechen Sie für sich selbst. Bringen Sie *Ihre* Gefühle, *Ihre* Gedanken, *Ihre* Absichten und *Ihre* Handlungen zur Sprache.
Sie haben Ihre Erfahrungen gemacht. Sie benutzen Ihre Deutungen und Einschätzungen.
„*Ich* habe die Nachricht im Radio so verstanden.“
„*Meine* Einschätzung ist die, dass ...“
„*Mir* gefällt der Prediger gut, er spricht für mein Verständnis deutlich, direkt mitten ins Herz.“
„*Mein* Wunsch ist es, dass wir das Abendessen um eine Stunde verschieben.“
Solche kleinen Selbstaussagen können akzeptiert, hinterfragt und klar beantwortet werden.

Sprechen Sie nicht für den anderen!

„Du bist mit deinen Gedanken ganz woanders!“
„Das ist doch niemals deine ehrliche Meinung!“
„Du tust das, weil du mich ärgern willst!“

Was ist daran falsch?
Sie machen Unterstellungen, Sie denken für den anderen, Sie zerbrechen sich seinen Kopf, Sie riskieren eine gefährliche Auseinandersetzung. Sie bleiben nicht bei sich.

Sprechen Sie nicht im unverbindlichen Man-Stil

„Man könnte darüber zu der Meinung kommen, dass Männer von Frauen keine hohe Meinung haben."
„Frauen scheinen von seinen Aussagen nicht besonders berührt zu sein."
„Männer wollen wahrscheinlich immer nur das eine."
„Einige haben sich wohl anders entschieden. Man sollte darüber noch mal nachdenken."
Was bezwecken wir mit solchen Allgemeinplätzen?
Sie lassen unsere deutliche Stellungnahme vermissen. Dem Partner geben wir unklare Botschaften und ermutigen ihn, sich auch mit seiner Meinung zurückzuhalten. Wir verstecken uns hinter Man-Urteilen. Wir beziehen keine Stellung und fördern unverbindliche und nichts sagende Gespräche. Wir blockieren einen intensiven und innigen Gesprächsaustausch.

Vermeiden Sie Unterstellungen!

Wer dem andern etwas unterstellt, macht ihn wütend. Unterstellungen sind Urteile, Vorurteile, Verleumdungen und Bezichtigungen. Es ist erstaunlich, wie oft – auch bewusste Christen – mit boshaften Unterstellungen bei der Hand sind. Jesus hat in der Bergpredigt Schlüsselsätze formuliert, die für das Zusammenleben der Menschen grundlegend sind. Einer dieser Schlüsselsätze lautet: „Verurteilt nicht andere, damit Gott nicht euch verurteilt. Denn euer Urteil wird auf euch zurückfallen, und ihr werdet mit demselben Maß gemessen, dass ihr bei anderen anlegt" (Matthäus 7, 1 u. 2).
Richten, Verurteilen und Anklagen sind Verhaltensmuster, die im Zusammenleben Konflikte, Machtkämpfe und Auseinandersetzungen hervorrufen.

Der Amerikaner James Keller hat in seinem Buch „Du kannst die Welt verwandeln“ eine ironische und zugleich hilfreiche Beschreibung über das menschliche Urteilen abgegeben. Ungeschminkt nimmt er dieses problematische Handeln aufs Korn.

- Wenn der andere so handelt, ist er eklig.
- Wenn du es tust, sind es die Nerven.
- Wenn er auf seiner Meinung beharrt, ist er eigensinnig.
- Wenn du es tust, ist es eben Standhaftigkeit.
- Wenn er deine Freunde nicht mag, hat er Vorurteile.
- Wenn du seine nicht leiden kannst, beweist du einfach deine Menschenkenntnis.
- Wenn er versucht, entgegenzukommen, will er sich einschmeicheln.
- Wenn du es tust, bist du taktvoll.
- Wenn er Zeit braucht, etwas zu tun, ist er tödlich langsam.
- Wenn du Ewigkeiten brauchst, bist du bedachtsam.
- Wenn er sich an Kleinigkeiten klammert, ist er verschroben.
- Wenn du es tust, bist du nur kleinlich.

Wir richten oft mit zweierlei Maß. Wir ziehen den anderen nach unten, damit wir um so höher steigen können. Aber haben wir je daran gedacht, dass drei Finger auf uns selbst zurückweisen, wenn wir mit einem auf den anderen zeigen? Wer über einen anderen zu Gericht sitzt, ihn verleumdet oder schlecht macht, ist unwahrhaftig gegen sich selbst. Wer Gott ernst nimmt und sein Gericht, weiß, dass wir alle im gleichen Boot sitzen. Uns vergeht die üble Nachrede, weil wir uns unter den Augen Gottes richtig einschätzen. Jedes böse Wort fliegt wie ein Bumerang auf uns zurück. Urteile, Vorurteile und Unterstellungen im ehelichen Zusammenleben sind partnerschaftsfeindlich.

Sprechen Sie Ihre Gefühle an!

Zwei Menschen können sehr sachlich und sehr distanziert über Probleme sprechen, ohne ihr Innerstes zu bemühen. Sie halten Abstand, ihre subjektive Stellungnahmen bleiben draußen. Ihr innerster Mensch bleibt verschlossen. Die Gespräche verlaufen cool und abgehoben. Es findet Kommunikation statt ohne Nähe, ohne innere Beteiligung, ohne Betroffensein. Intimität im besten Sinne des Wortes bleibt ausgeklammert.

Gefühle sind Werkzeuge, die dem Ziel des Menschen dienen. Gefühle werden benutzt, sie werden gewählt, und zwar unbewusst, um bestimmte Wünsche zu realisieren. Mit unseren Gefühlen können wir Handlungen vorbereiten oder sie verhindern.

Ein Mann hat eine Frau zum ersten Mal gesehen. Er ist „unsterblich verliebt". Das Gefühl der Verliebtheit motiviert ihn, diese Dame – koste es, was es wolle – ausfindig zu machen. Die Gefühle der Verliebtheit sind der Motor für sein weiteres Verhalten.

Eine Frau hegt „tiefe Zweifel", ob der Verehrer, der ihr den Hof macht, der Richtige ist. Die Gefühle des Zweifels hindern sie, eine vorurteilsfreie Beziehung zu ihm aufzunehmen. Die Gefühle des Zweifels blockieren ihre Kontaktbereitschaft und flüstern ihr irrationale Überzeugungen ein.

Selbstverständlich wird jedes Handeln auch vom Verstand gesteuert. Wir überschlagen die Kosten, wir wägen ab, untersuchen Vor- und Nachteile, erkennen Hindernisse und prüfen Fallen und Denkfehler.

Wir stellen unsere Gefühle in unseren Dienst.

Wir *benutzen* sie, um unsere Beschlüsse zu beschleunigen,
wir *benutzen* sie, um unsere Beschlüsse zu rechtfertigen,
wir *unterstützen* sie, um unsere Beschlüsse durchzusetzen.

Machen Sie den Partner nicht für Ihre Gefühle verantwortlich!

Das ist ein beliebtes Verschiebespiel. In das Gegenüber werden Täuschungen, Hoffnungslosigkeit, Verliebtsein und Depression hineinprojiziert.

„*Du* hast mich wütend gemacht!"
„*Deine* Bemerkung hat mich tief verletzt!"
„*Deine* unglaubliche Ruhe macht mich rasend!"
„Wenn *er* abhaut, könnte *ich* ausflippen."

Der *andere* wird für unsere Gefühlserregungen verantwortlich gemacht. Seine Einstellungen haben meine Emotionen entzündet. Diese Folgerungen sind Trugschlüsse.

Diese Behauptungen sind Lebenslügen.
Diese Beurteilungen sind Rechtfertigungen und Ausreden.
Schauen wir uns einige Sätze genauer an.
„Du hast mich wütend gemacht!“ Warum?

– Weil ich deine Vorschläge als Frau entwürdigend empfinde,
– weil du mich mit deinen Erwartungen in die Enge treibst,
– weil deine Ansichten den Macho und Boss herausstellen.

Jede Erklärung beinhaltet eine subjektive Empfindung.
Jede Erklärung beinhaltet eine fatale Unterstellung.
Jede Erklärung beinhaltet eine persönliche Erfahrung, die dem Partner zur Last gelegt wird.

Wir sind für unsere Gefühle verantwortlich!

Überprüfen wir einmal bei uns selbst, wohin wir unsere Verantwortung verlagern, wenn wir Schwierigkeiten haben.

- „Das schwüle und warme Wetter lähmt mich!“
- „Die Fliege an der Wand ärgert mich.“
- „Der Straßenverkehr verwirrt mich.“
- „Die vielen Menschen stören mich.“
- „Sein Schweigen macht mich verrückt.“

In allen Sätzen steckt ein Körnchen Wahrheit. Und doch ist die Blickrichtung falsch.
Jeder Satz drückt aus, wer Schuld hat:

- die Umstände,
- der Verkehr,
- das Wetter,
- die Menschen,
- die Verhaltensmuster der anderen.

Warum bemühen wir uns um eine reine Weste? Zu welchem Zweck müssen wir makellos sein? Wozu verschweigen wir unseren eigenen Anteil? Wir reden uns heraus, verlagern die Verantwortung nach draußen und wollen selbst den Kopf nicht hinhalten. Diese Denk- und Verhaltensmuster sind ungeistlich und lieblos.
Wir erleben in Beratung und Therapie das gleiche Spiel.
Zwei Eheleute kommen und möchten ihr Problem besprechen.

Meist beginne ich etwa so: „Worüber möchten Sie sprechen? Was bewegt Sie?“

Einer schaut den anderen an, häufig ist es der Mann, der seiner Frau zu verstehen gibt, die Konflikte offen zu legen.

Sie: „Sein Verhalten wird in unserer Ehe immer unerträglicher. Alles überlässt er mir. Um die Kinder kümmert er sich nicht. Mein Mann läuft nur noch am Rande mit. Häufig frage ich mich: ‚Warum bist du eigentlich noch verheiratet?‘“

Unser eheliches Dilemma ist mit einem Satz auf den Punkt gebracht. Die Kleinigkeiten beim anderen regen uns auf, den dicken Balken in der eigenen Lebensführung unterschlagen wir. Wer Kleinigkeiten laut kritisiert, bringt lauthals seine Gefühle auf Trab. Die Gefühle sind mit unseren Gedanken synchron geschaltet. Je lebhafter unsere Gedanken, desto heftiger unser Wort. Je destruktiver unsere Vorstellung, desto destruktiver unsere Gefühle. Aber auch das andere gilt: Je versöhnlicher unsere Gedanken sind, desto versöhnlicher reagieren wir mit unseren Gefühlen. Haben wir den Mut, unsere Enttäuschung und Verbitterung völlig neu zu definieren?

Was geschieht, wenn beide Partner ihre Unzufriedenheit sinngemäß so ausdrücken:

- „Wie haben wir beide es angestellt, dass wir uns in Krisen und Streit hineinmanövriert haben?“
- „Ich bin in unserer Ehe sehr unglücklich. Was habe ich getan, dass wir beide in Disharmonie leben?“
- „Ich will ernsthaft über meinen Anteil nachdenken, der uns beiden große Eheschwierigkeiten beschert hat.“
- „Bist du auch bereit, wenn wir allein nicht zu Lösungen kommen, dass wir gemeinsam einen Seelsorger oder Berater aufsuchen, der uns hilft, aus der Misere herauszukommen?“

Strategie 8: Vergebung praktizieren

Wer nicht vergeben kann, darf nicht heiraten.
M. Hausmann

Vergebung ist im zwischenmenschlichen Leben eine Notwendigkeit. Im Alltag der Christen ist sie das Herzstück unseres Glaubens.

- Ohne Vergebung können wir *nicht leben*.
- Ohne Vergebung sind wir nicht *partnerschaftsfähig*.
- Ohne Vergebung sind wir nicht *konfliktfähig*.
- Ohne Vergebung sind wir nicht *liebesfähig*.

Darum hat der verstorbene Dichter, Schriftsteller und Prediger Manfred Hausmann ein Buch mit dem Titel geschrieben: „Liebende leben von der Vergebung!" Und an einer Stelle kann er sagen: „Wer nicht vergeben kann, darf nicht heiraten!" In der Tat, so wichtig ist die Vergebung. Der Preis der Vergebung zeigt allerdings bei vielen Christen einige Defizite.

Konkret um Vergebung beten

Ist denn nicht jede Bitte um Vergebung konkret? Werden nicht in den folgenden Bitten die Sünden und Fehlverhaltensmuster konkret angesprochen? Aus der Fülle von sündhaften Symptomen werden fünf herausgestellt.

- „Bitte, vergib mir meinen *Ehebruch!*"
- „Bitte, vergib mir, dass ich dich schon häufig so *angebrüllt habe!*"
- „Vergib mir, dass ich dich *geschlagen habe!*"
- „Vergib mir, dass ich dich *belogen habe!*"
- „Vergib mir, dass ich dir *misstraue!*"

Was ist an diesen Bitten um Vergebung problematisch? Wenn wir die fünf Bitten sorgfältig untersuchen, wird zwar das Vergehen beim Namen genannt, aber

- die *Motive,*
- die *wahren Einstellungsmuster* im Hintergrund,

- der oft *unbewusste Zweck* des Verhaltens,
- die *Ziele*, die Mann oder Frau mit den Reaktionsmustern ausdrücken, bleiben im Dunkeln.

Das Gefährliche, um nicht zu sagen Dämonische, an diesen Praktiken, die in der Regel unverstanden so ablaufen, ist:

- dass die Hintergründe nicht von den Eheleuten aufgedeckt werden. Die versteckten Motive sind es, die leicht und oft die Wiederholung des sündigen Verhaltens provozieren;
- dass Ehebruch, Anbrüllen und viele andere sündige Praktiken lediglich die *Folge* ungeklärter Motive sind, aber nicht die Ursache;
- dass die *äußerlichen Taten* ehrlich gebeichtet werden, aber die wirklichen *Beweggründe* für Ehebruch, Schläge, Anbrüllen, Lügen und Misstrauen zugedeckt bleiben.

Die Beratungs- und Seelsorgepraxis macht deutlich, dass viele ernste Christen immer wieder in ihre alten Sünden hineintappen, die sie doch aufrichtig bereut haben. Sie haben die Tat bereut, sind aber häufig blind für ihre unverstandenen Beweggründe. Darum spricht die Bibel eindeutig dieses Versteckspiel so an: „Der Mensch hält alles, was er tut, für richtig; Gott aber prüft die Beweggründe" (Sprüche 16, 2). Darum geht es, Gott prüft unsere Beweggründe.

Was können die Beweggründe sein?

Es lohnt sich, die Liste der fünf sündigen Verhaltensmuster, die im vorigen Abschnitt genannt wurden, auf mögliche Motive zu untersuchen.

Verhaltensmuster 1: Ehebruch

Was hat den Ehebruch in Gang gesetzt? Was sind die versteckten und verdeckten Motive? Was fördert die Versuchung, fremdzugehen? Welche Sehnsüchte und unbefriedigten Wünsche haben den Ehebruch mit veranlasst?

Fragen zur Selbstprüfung:

- Ist ein Partner sexuell unzufrieden und zu kurz gekommen?
- Ist ein Partner rechthaberisch und unterdrückt den anderen, der in Ehebruch ausweicht?
- Ist ein Partner verletzt und tief gekränkt und rächt sich am anderen?
- Ist das Geld ein ständiger Streitpunkt?
- Sind Machtkämpfe und Streitgespräche der Grund, dass ein Partner aus der Ehe ausbricht?
- Sind Eltern oder Schwiegereltern, die sich unangemessen in die Ehe einmischen, ein Motiv?
- Sind persönliche Unzufriedenheit, Arbeitsprobleme oder Drogen ein Motiv, bei einem Geliebten oder einer Geliebten einen Ausgleich zu suchen?

Ehe man seine Vergangenheit nicht verträgt, ist Vergebung nicht glaubhaft.
J. Klepper

Verhaltensmuster 2: Anbrüllen

In vielen Partnerschaften werden bitterböse Worte gewechselt. Verheiratete schreien sich an und schlagen sich aggressive Worte um die Ohren. Sie verletzen und kränken sich. Die Beziehung ist äußerst gespannt. Nach einem Wutanfall den Partner um Vergebung zu bitten und den Mantel des Schweigens über den Vorfall zu decken ist wenig hilfreich. Die verbalen Angriffe sind Folgen von unterschwelliger Wut, Enttäuschung und Unzufriedenheit. Wie können solche verbalen Attacken zustande gekommen sein?

Fragen zur Selbstprüfung:

- Bei einem Partner haben sich schon lange Enttäuschungen angesammelt, die geschluckt und nicht besprochen wurden. Kann es sein, dass diese Enttäuschungen sich bei passender und unpassender Gelegenheit lauthals entladen?
- Will der Unzufriedene seinen Partner mit Anklagen und Vorwürfen bestrafen?
- Sind die Schreie Hilferufe, weil sich ein Partner überhaupt nicht ernst genommen fühlt?
- Können die Attacken Hilflosigkeit widerspiegeln, weil der Part-

ner keine Möglichkeit sieht, konstruktiv etwas für das Eheklima zu tun?
- Brüllt ein Partner los, weil der andere wiederholt Versprechungen und Termine nicht eingehalten hat?
- Verliert einer die Fassung, weil der Partner ihn belogen und betrogen hat?
- Wird der Mann darum aggressiv, weil er in der Ehe keine sexuelle Erfüllung gefunden hat?

Verhaltensmuster 3: Schlagen

Nicht nur Männer schlagen ihre Frauen. In vielen Fällen schlagen Frauen ihre Männer. Wer schlägt, ist schwach! Das ist eine pädagogische Weisheit. Wer schlägt, ist hilflos. Seine konstruktiven Umgangsmuster sind erschöpft. Er weiß sich nicht mehr zu helfen. Welche Motive verbergen sich hinter dem Schlagen?

Fragen zur Selbstprüfung:

- Schlage ich, weil mir die Argumente ausgegangen sind?
- Schlage ich, weil ich verzweifelt und hilflos bin?
- Schlage ich auf den Partner ein, weil ich den Eindruck habe: Er hört mich nicht, er versteht mich nicht, ich komme nicht an ihn heran?
- Schlage ich, weil ich seine Überlegenheit, seine Besserwisserei, seine moralische Überheblichkeit nicht mehr ertragen kann?
- Schlage ich, weil ich den Partner auf Abstand bringen will?
- Kann es sein, dass sein Klammern mich zu sehr einengt?

Verhaltensmuster 4: Lügen

Es leuchtet ein, dass Lügen gute Beziehungen in der Partnerschaft untergraben. Lügen vergiften das Klima. Die Partner gehen auf Distanz. Paulus warnt auch die Eheleute: „Belügt einander nicht …“ (Epheser 4, 25). Die Lüge entzweit und durchlöchert die Liebe. Was drücken zwei Menschen aus, die zusammengehören und sich belügen? Was wollen sie damit bezwecken, dass sie voreinander unwahrhaftig werden? Wer rückhaltlos vertraut, muss nicht lügen. Wer bedingungslos zum anderen Ja sagt, muss nicht mit Unwahrheit operieren. Die Lüge ist ein Symptom, sie drückt eine tiefere Störung des Menschen aus. Verbergen sich vielleicht Angst und Selbstwertstörungen hinter den Lügen? Wer das verstanden hat, muss zutiefst diese entscheidenden Motive ins Gebet nehmen, um ohne Lügen seinem Partner begegnen zu können. Welche Beweggründe können also für das Lügen verantwortlich sein?

Fragen zur Selbstprüfung:

- Lüge ich, weil ich mich vor dem Partner schäme, dass ich dieses oder jenes getan habe?
- Lüge ich, weil ich seiner Liebe und Zuneigung nicht sicher bin und verschweige ihm viele Einzelheiten aus der Vergangenheit?
- Lüge ich, weil ich meinen Fehltritt nicht offen legen kann, aus Angst, verlassen oder abgelehnt zu werden?
- Lüge ich, weil ich nicht glauben kann, dass eine menschliche Beziehung überhaupt ohne Lüge existieren kann?
- Lüge ich, weil ich im Prinzip keinem Menschen – auch meinem Partner nicht – vertraue?
- Welche anderen Motive können noch in meiner Ehe für Lüge und Unwahrhaftigkeit verantwortlich sein?

Verhaltensmuster 5: Misstrauen

Auch Misstrauen gehört zu den unangenehmen Beziehungskillern in der Ehe. Ohne Vertrauen können Menschen in Ehe, Familie und Gemeinde nicht zusammen leben.

Vertrauen ist die Basis für ein gutes und zufriedenstellendes Miteinander. Ohne Vertrauen keine Beziehung, keine guten Gespräche, keine Innigkeit und keine Liebe. Misstrauen ist ein Spaltpilz der Harmonie. Es zerstört die Hingabefähigkeit und damit eine vertrauensvolle sexuelle Gemeinsamkeit. Wieder erhebt sich die Frage: Was drücken Liebespartner mit Misstrauen aus? Was kann sie motivieren, so zu denken und zu handeln?

Fragen zur Selbstprüfung:

- Bin ich eifersüchtig und glaube, meinen Partner kontrollieren zu müssen?

- Bin ich misstrauisch und zwinge (bewusst oder unbewusst) meinen Partner, sich immer mehr um mich zu kümmern?
- Bin ich misstrauisch und traue meinem Partner jede Schlechtigkeit zu, ohne handfeste Gründe dafür zu haben?
- Enge ich mit meinem Misstrauen meinen Partner ein, der sich gegen diese Vereinnahmung wehrt?
- Spiegelt mein Misstrauen ein starkes Minderwertigkeitsgefühl wider? Ist mein Misstrauen möglicherweise die Folge meiner großen Selbstwertstörungen?
- Habe ich mich als Kind einsam, verlassen und im Stich gelassen gefühlt? Haben diese Verlassenheitsgefühle mein Misstrauen gefördert?
- Welche Beweggründe fallen mir noch ein, die mein Misstrauen hervorrufen?

Konflikte lösen sich nicht von selbst.

Die Motive für unsere Konflikte müssen herausgearbeitet werden

Viele Konflikte lösen sich nicht, trotz vieler intensiver Gebete. Warum ist das so? Der Mensch klärt nicht vor dem anderen, vor dem lebendigen Gott und vor sich selbst, was ihn treibt, so und nicht anders zu handeln. Viele Christen klären nicht, welche verdeckten Ziele sie verfolgen, um ihre Bedürfnisse durchzusetzen. Und diese undurchsichtigen Zwecke sind es häufig, die immer wieder den Konflikt auflodern lassen.
Was beide tun können, möchte ich an einem Beratungsbeispiel deutlich machen.

Problem: Depression

Ehepaar Schreiber kommt in die Beratung.
Sie sagt: „Ich bin im letzten Jahr immer depressiver geworden. Wenn ich könnte, würde ich aus der Ehe aussteigen. Aber der Kinder wegen geht es nicht. Ich werde immer stiller und stecke alles weg. Wir reden aneinander vorbei."

Er schüttelt verständnislos den Kopf und sagt: „Wir führen eine zufriedene Ehe. Ich habe überhaupt kein Verständnis für solche abwegigen Vorstellungen."
Sie: „Sehen Sie, er versteht mich nicht. Er spricht von abwegig, und die Folge ist immer: Wir kriegen uns derart in die Haare, dass ich geradezu Hassgefühle gegen ihn entwickle."
Ich: „Können Sie das mal an einem Beispiel verdeutlichen, was zwischen Ihnen abgelaufen ist?"
Sie sagt: „Vorige Woche habe ich mir einen Mantel gekauft. Zugegeben, ein teures Stück. Als mein Mann nach Hause kam, zeigte ich ihm den Mantel, und er schüttelte entsetzt den Kopf. Und dann sagte er: ‚Kleines, was für ein unmögliches Stück! Dich kann man wirklich nicht allein losschicken!'"
Ich: „Und was geschah?"
Sie: „Ich habe geschrien, ich habe getobt, ich habe geweint. Ich war total fertig. Ich hätte meinen Mann umbringen können!"
Er: „Herr Ruthe, nun sagen Sie uns bitte, was ich falsch gemacht habe! Meine Frau reagiert doch hysterisch!"
Ich: „So erleben Sie das, Herr Schreiber. Wahrscheinlich ist es hilfreich herauszufinden, was das Missverständnis für beide ausgelöst hat. Frau Schreiber, was haben Sie im Inneren erlebt, als er das sagte, als er Sie kritisierte?"
Sie: „Wenn er so mit mir spricht, höre ich meine Mutter reden. Das Verhältnis zu ihr war in der ganzen Kindheit katastrophal. Was ich machte, war falsch. Und sie konnte mich unglaublich erniedrigen. Ich fühlte mich jedes Mal klitzeklein, aber geladen wie ein Revolver."

Was drückt diese kleine Szene aus? (5 Gesichtspunkte)
Gesichtspunkt 1: Frau Schreiber ist immer depressiver geworden, weil sie sich von ihrem Mann nicht verstanden fühlt. Die Depression spiegelt eine Enttäuschung über den Partner wider. Sie kann nicht mehr mit ihm reden und nimmt die Wut nach innen, die sich in depressiven Verstimmungen ausdrückt. Ein Partner fühlt sich nicht ernst genommen.

Was kann ich tun?

- **Ich respektiere die Gefühle des anderen, ich achte seine Empfindungen, auch wenn ich sie für falsch halte.**
- **Ich argumentiere die Gefühlseinstellungen und Gedanken des anderen nicht unter den Tisch.**
- **„Hilf mir bitte, deine Depressionen, deine Enttäuschungen, dein Unverstandensein richtig einzufühlen!"**
- **Mit Gegenargumenten gerate ich in einen Machtkampf. Mit Gegenargumenten mache ich den anderen still.**
- **Mit Etikettierungen wird der andere in eine Schublade gepackt. „Meine Frau ist doch hysterisch!" Wir unterstellen etwas, wir kleben ein Etikett an den anderen, aber wir verstehen ihn nicht. Etiketten sind wertlos.**

Gesichtspunkt 2: Herr Schreiber konnte seine Partnerin nicht verstehen, weil sie ihm die Verletzungen durch die Mutter bis dahin nicht überzeugend verdeutlichen konnte. Der eheliche Zusammenstoß war darum so heftig, weil sie die Verletzungen auf den eigenen Mann übertrug. Im Grunde schrie sie nicht ihren Mann an, sondern ihre Mutter. Herr Schreiber muss für die Verletzungen der Frau seinen Kopf hinhalten. Er weiß das aber nicht und wehrt sich mit aller Macht. Wir nennen das eine Übertragung. Frau Schreiber überträgt einen Konflikt mit ihrer Mutter auf ihren Mann.
Gesichtspunkt 3: Die Reaktion des Mannes auf den Mantelkauf ist selbstverständlich auch alles andere als hilfreich und partnerschaftlich. Das anschließende Verhalten seiner Frau macht auch ihn wütend. Beide missverstehen sich und begegnen sich *wie Feinde.* Er behandelt sie wie ein Kind: ‚Kleines!' Er setzt die *Entmündigung* der Mutter fort. Das steigert den Hass der Frau, er weiß es nicht. Und sie macht es sich nicht klar. Wer diese Verhaltensmuster als Christ ändern will, muss sie zunächst *er*kennen. Vor jedem ehrlichen *Be*kennen steht ein ehrliches *Er*kennen.
Gesichtspunkt 4: Was können beide tun, um diesen hässlichen Konflikt zu entschärfen? Solche Konflikte und Missverständnisse kön-

nen und werden immer wieder geschehen, so lange die Motive nicht beiden Partnern klar vor Augen stehen. Frau Schreiber sagte im anschließenden Gespräch sehr deutlich, dass sie im Augenblick der hässlichen Auseinandersetzung die Verletzungen durch die Mutter nicht wahrgenommen hätte.

Sind die Verletzungen durch die Mutter bearbeitet, vergeben und geheilt, reagiert Frau Schreiber weniger aggressiv, weniger depressiv, weniger hässlich und destruktiv.

Herr Schreiber reagiert weniger verletzt, wenn er angegriffen wird. Er weiß, ein Großteil der Aggression richtet sich gegen die Mutter. Er kann beten lernen: „Ich darf meine Frau nicht wie ein kleines Kind behandeln. Ich darf meine Frau nicht entmündigen."

Zweites Gebet: „Herr, ich erkenne immer mehr, meine Frau reagiert einen Konflikt mit der Mutter, die sie unterdrückt hat, bei mir ab. Herr, hilf mir, dass ich mir das nicht anziehe."

Was kann Frau Schreiber beten? „Herr, ich erkenne immer mehr, dass ich entsetzlich unter der Entmündigung durch meine Mutter gelitten habe und noch leide. Meine Wut richtet sich im Grunde gegen meine Mutter. Aber ich lasse meinen armen Mann das büßen."

Dieses Erkennen entlastet und entspannt. Dieses Erkennen ermöglicht ein kleines Stück Heilung.

Gesichtspunkt 5: Die konkrete Hilfe besteht darin, dass Frau Schreiber dem Partner signalisiert, wenn sie sich wieder schwer verletzt fühlt: „Ich bin tief verletzt, wenn du so mit mir redest. Ich fühle mich nieder- und kleingemacht. Bitte versteh das!"

Der Mann sollte diese Botschaft seiner Frau verstehen. Liebe heißt: Ich nehme dich mit deinen Gefühlen und Erfahrungen, die du im Leben gemacht hast, ernst, auch wenn es mir schwer fällt, deine Gefühle nachzuerleben.

Es heißt aber auch: Lieber Mann, ich will an dieser Übertragungsneurose arbeiten. Bitte, hilf mir dabei! Ich habe erkannt, dass ich auf dich Wut und Enttäuschung geschoben habe, die eigentlich meiner Mutter galt. Beide müssen beten lernen:

„Herr, was ist mein Anteil an dem Streit, an Depressionen, an Hass und Wut?"

Was können beide Partner tun, um die versteckten Motive zu erkennen?

In Vorträgen und in Seelsorgegesprächen fragen Menschen immer wieder:
„Wie erkenne ich denn selbst die Einstellungsmuster, wenn sie unbewusst und versteckt unser Leben beeinflussen? Wenn sie im Verborgenen liegen, wie soll ich sie benennen können?“
Paulus hat das Problem erkannt und seine Korinther aufgefordert: „Liebe Brüder, seid nicht Kinder, wenn es ums Verstehen geht (wenn es um Einsicht geht), sondern seid Kinder, wenn es um Böses geht“ (1. Korinther 14, 20). Im Klartext: Wenn es um Verstehen von Problemen, von Schwierigkeiten und Konflikten geht, dann stellt euch nicht klein, dumm und hilflos an. Wenn es um Böses geht, dann sind diese Verhaltensmuster und Einstellungen ange zeigt.
Einige Anregungen sollen helfen, den Beweggründen und der Einsicht auf die Spur zu kommen.

Anregung 1: Was tun beide, um einen Konflikt aufrechtzuerhalten?

Ein Konflikt wird in der Regel von beiden arrangiert und aufrechterhalten. Beide spielen mit und haben Anteile an einer bestimmten Schwierigkeit. Sie fragen sich:
„Wozu tue ich das, dass ich kämpfe, schimpfe, Recht behalten will? Was will ich unbewusst erreichen, dass ich nicht nachgebe, nicht sachlich, nicht ehrlich, nicht ruhig und liebevoll meine Bedürfnisse anmelde und meine Kritik äußere?“

Anregung 2: Was wollen Sie in dem Konflikt erreichen?

Sie streiten sich, belügen oder misstrauen sich. Sie gehen sich aus dem Weg. Vielleicht bestrafen Sie den Partner mit Nichtbeachtung und Gleichgültigkeit? Sie kämpfen mit Worten. Wie das Problem auch lautet, Sie denken darüber nach, was für Sie dabei herauskommen soll. Was streben Sie an? Was tun Sie, dass die Schwierigkeit bleibt? Oder gelingt es Ihnen nicht, ein für beide erwünschtes Verhalten zu realisieren? Was hindert Sie? Welche Gedanken und Gefühle lassen es nicht zu? Sie kommen Ihren Motiven, Ihren Blokkaden, Ihrer Abwehr und Ihren Widerständen auf die Spur, wenn Sie sich ehrlich an die Arbeit machen.

Anregung 3: Schreiben Sie einmal Ihre Einfälle auf!

Was Sie schwarz auf weiß vor Augen haben, können Sie vertiefen, korrigieren, verwerfen. Sie können, wenn Sie wirklich mit Ihrem Partner eine Lösung suchen, ihm Ihre Überlegungen vortragen oder -zeigen. Wer es ehrlich oder aufrichtig will, wird in der Regel auch vom Partner eine hilfreiche Antwort bekommen.

Anregung 4: Wenn Sie nicht weiterkommen, suchen Sie einen Fachseelsorger oder Berater auf!

Er wird mit Ihnen gemeinsam den verdeckten Motiven und Beweggründen auf die Spur kommen, und Sie lernen konkret zu beten. Wenn beide aus Schwierigkeiten und Eheproblemen herauswollen, sollten beide auch bereit sein, gemeinsam mit einem Dritten Lösungen für morgen zu erarbeiten.

Nachwort

Liebe in der Partnerschaft ist ein Gefühl, das uns Gott nicht als reife Frucht in die Wiege gelegt hat. Liebesgefühle müssen erfahren, trainiert und jeden Tag neu praktiziert werden. Liebe ist eine Herausforderung und kein Bankkonto, von dem man beliebig abheben kann, ohne es wieder aufzufüllen. Das kostet Arbeit, wie Sie bei der Lektüre dieses Buches sicher gemerkt haben.

- Liebe ist ein Projekt für zwei, das *von beiden gemeinsam* gemeistert werden will.
- Liebe ist ein lebenslanger Prozess, in den viel Zeit, Geduld und Toleranz investiert werden muss.
- Liebe ist ein Weg, den beide Partner gemeinsam planen und gemeinsam gestalten.
- Liebe ist eine Lebens- und Liebesgemeinschaft zu dritt, in der Gott eine wesentliche Rolle spielt.

Ich bin fest davon überzeugt, dass diejenigen, die sich ernsthaft mit diesen acht Strategien auseinandergesetzt haben und sie immer mal wieder zur Hand nehmen und darüber sprechen, eine gute Basis für eine harmonische Ehe haben werden.

Die Liebe ist eine alte Geschichte mit immer neuen Fortsetzungen.
Daphne du Maurier

Anmerkungen

1 James Dobson, Das solltest du über Sex wissen, Schulte + Gerth Verlag, Aßlar, ^{2}1994, S. 15.

2 In Anlehnung an James Dobson, a. a. O., S. 15ff.

3 James Dobson, a. a. O., S. 71.

4 Hermann Wendt, Das neue Sex-Buch, Goldmann Verlag, München 1988, S. 23.

5 Hermann Wendt, a. a. O., S. 154ff.

6 Robert Kehl, Sexus und falsche Schuldgefühle, Origo Verlag, Zürich 1965, S. 41.

7 „Hör zu", 21/1995.

8 Tim und Beverly LaHaye, Wie schön ist es mit dir, Schulte + Gerth Verlag, Aßlar 1979, S. 21f.

9 Marabel Morgan, Die totale Frau, Leonis-Verlag, Zürich ^{5}1978, S. 112f.

10 Tobias Brocher, Stufen des Lebens, Kreuz Verlag, Stuttgart 1979, S. 131.

11 Charlotte H. Clinebell, Befreite Partnerschaft, Pfeiffer Verlag, München 1975, S. 9ff.